U0294262

入境台湾果蔬危险性有害生物防控丛书

入境台湾果蔬病虫快速检测

翁启勇　陈庆河　尤民生　主编

中国农业出版社

《入境台湾果蔬病虫快速检测》
编　委　会

序 言

　　随着海峡两岸关系的和平发展，两岸在农业领域的交流与合作不断拓展和提升。由于从台湾输入到大陆的果蔬种类和数量不断增加，导致一些危险性病虫害的传入风险不断加大，对大陆果蔬生产造成现实和潜在的威胁和危害；同时，台湾果蔬在大陆的种植面积不断扩大，如何保障其在大陆的安全生产，也是必须面对的植物保护新课题。

　　近年来，国家相继出台了一系列惠及台湾农民和促进海峡两岸农业交流合作的政策措施，两岸农业交流与合作正步入快速发展期。福建、广东、海南等沿海省份是台湾农业产业转移的重要地区，也是台湾果蔬直接进入大陆的重要集散地，有关入境台湾果蔬危险性有害生物的问题也日益显现。开展入境台湾果蔬危险性有害生物防控新技术的研究与示范工作，对提升有害生物的预警和防控技术水平，促进海峡两岸农业合作、交流和稳定发展具有重要的社会、经济和生态意义。

　　从2009年开始，福建农林大学等单位共同承担的公益性行业（农业）科研专项"入境台湾果蔬危险性有害生物防控新技术研究与示范"（200903034），以入境台湾果蔬危险性有害生物为主要对象，开展种类调查和生物学生态学特性研究，提高了对台湾危险性有害生物的认知水平；开展风险评估的研究，提高了防范台湾果蔬危险性有害生物的预警能力；开展快速检测和早期诊断技术研究，提高了促进台湾果蔬快速通关的技术服务能力；研发的监测预警和综合治理新技术，提高了有害生物绿色防控的技术水平和应用效果。通过示范推广，为相关企业和农民的果蔬生产提供了技术保障。

　　项目组为了更好地总结和应用推广研究成果，有关成员共同努力，编写了"入境台湾果蔬危险性有害生物防控丛书"，包括《入境台湾果蔬病虫风险评估》《入境台湾果蔬病虫口岸检疫》《入境台湾果蔬病虫快速检测》《入境台湾果蔬主要病虫发生与绿色防控》4部。这套丛书系统阐述了入境台湾果蔬危险性有害生物的发生风险、口岸检疫与处置、快速检测与监测、发生规律与绿色防控等基本理论和应用技术，对台湾果蔬危险性有害生物的防范、预警和控制具有重要的指导意义，可为相关科研单位、行政部门、生产企业等有关人员提供参考，为台湾果蔬危险性有害生物的口岸检疫、风险预警和综合防控提供理论支撑和技术保障，推动海峡两岸果蔬危险性有害生物防控的科技进步。

2015 年 7 月 20 日

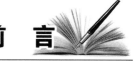

前　言

　　随着海峡两岸农业交流与合作的不断深化，大陆从台湾引进优良果蔬品种的数量和种植面积均呈持续增加趋势，如近10年台湾果蔬贸易量、运转途径、辐射地理范围都在不断增加和拓展。这种多途径、多地区、常年不间断的台湾进口果蔬贸易流势必会促进有害生物的传入、定殖与扩散。如何在发展两岸农产品贸易的同时降低有害生物的传入、扩散与危害是当前面临的主要挑战。通过开展入境台湾果蔬病虫快速检测和早期诊断技术研发，构建应对入境台湾果蔬危险性有害生物高效快速检测与监测技术平台，既可为台湾果蔬的快速通关提供技术支持，也可为台湾果蔬有害生物的预警和防控提供指导。基于此，我们组织编写了《入境台湾果蔬病虫快速检测》一书，以应对台湾果蔬的快速通关及台湾果蔬有害生物的预警和防控，实现两岸农产品贸易的可持续发展。本书共15章，第一章主要介绍了病虫快速检测技术的发展现状与发展趋势，第二至十五章分别介绍了入境台湾果蔬重要病虫快速检测研究概况、形态学检测及快速检测技术的理论、技术和方法。本书主要内容由长期从事植物有害生物快速检测与鉴定的专家和学者完成。由于时间仓促，且经验和水平所限，书中难免存在疏漏和错误之处，恳请读者和同行提出宝贵意见，批评指正。

　　本书是国家公益性行业（农业）科研专项"入境台湾果蔬危险性有害生物防控新技术研究与示范"（200903034）的部分研究成果，并由该项目资助出版。

编　者

2015 年 10 月 29 日

目 录

第一章
植物病虫快速检测技术

第一节　快速检测技术的发展现状

植物病虫害是造成全球农业经济损失的重要因素之一，植物病虫害早期监控是减少其传播和发展的至关重要的手段，早期检测是预防植物病虫害的主要途径之一。特别是在现有资源有限的环境中，更加需要快速、灵敏和低成本的早期病害诊断和治疗系统。

快速检测是一种约定俗成的概念，是在短时间内，采用不同的方式方法检测出植物病虫害，区分植物病虫害种类的一种检测、筛查行为。目前，除了传统的直接用肉眼观察症状的方法外，基于血清学和 DNA 的方法是准确诊断植物病害的重要工具。特别是随着分子生物学的飞速发展，推动了 PCR（polymerase chain reaction）技术的不断成熟，各种基于 PCR 的检测方法，由于具有快速、准确、灵敏的特点而日益受到研究人员的极大重视，不断用于植物病害检测，也在该领域发挥着越来越重要的作用。

对于不同的植物病原物可采用不同的快速检测技术，且各个快速检测技术的具体应用在不同病原物上体现出不同的效果。

一、植物病原真菌的快速检测技术

植物病原真菌是第一大类植物病原物，由于病菌及寄主的不同而有明显的地理分布差异，常见症状有霜霉、白粉、白锈、黑粉、锈粉、烟霉、黑痣、霉状物、蘑菇状物、棉絮状物、颗粒状物、绳索状物、黏质粒和小黑点等。传统鉴定方法如形态观察、症状判断、生物学特性检测等在植物病原真菌识别、鉴定方面发挥了一定作用，在植物病原真菌的检测中是最有效、最廉价、最恰当的方法。电子显微镜的出现和技术发展也为植物病原真菌的快速检测提供了更加准确的方法。然而由于传统方法的时效性等问题，存在着很大的局限性。一些植物病原真菌，其外部形态十分相像，仅靠形态观察难以区分。同时真菌的形态特征复杂，少数形态特征和生理生化指标随着环境的变化而不稳定，对其进行形态鉴定具有较大难度。

分子生物学方法也是当前快速检测植物病原真菌的普遍方法。利用 PCR 以及最新的荧光定量 PCR，结合日益更新的分子生物学分析技术和软件，能更准确地进行快速鉴定。

二、植物病原细菌的快速检测技术

植物病原细菌主要有 16 个属。传统病原细菌检测方法主要是依据症状、形态特点等直接用肉眼观察区分。植物病原细菌在作物上的主要症状有：在叶片、果实和嫩枝上出现斑点，腐烂常表现为软腐，有臭味，植株枯萎、畸形等，根据这些普通症状可以容易的初步鉴别出是否是细菌病害，但是肉眼很难鉴定到是哪种病原细菌。所以一般要结合生理生化反应和血清学方法鉴定，但是这些方法又耗时费力，PCR 的出现给细菌的分子检测带来了快捷便利的方法。细菌基因组较真核生物小，可利用细菌的全基因组 rDNA 序列设计 ITS 引物，利用 PCR 扩增获得的片段再结合测序和比对分析等手段，鉴定病原细菌的种类。随着 PCR 技术的发展，巢式 PCR、多重 PCR、荧光定量 PCR 在植物病原细菌的快速检测上应用非常广泛。

扩增核糖体 DNA 限制性酶切分析（ARDRA）利用通用引物扩增 rDNA 序列，然后用内切酶限制性切割消化后，得到的多态性谱带可用于属水平或种水平上细菌菌株的鉴定和分类。ARDRA 比 16S rDNA 测序更为快速，尤其是产物经荧光标记后可进行自动分析。通过 ARDRA 产生的 16S rDNA 片段图谱和 rep-PCR 产生的基因组指纹图谱结合起来分析，可进一步鉴定到亚种甚至菌株的水平。同样来自于 16S rDNA 区域、ITS 区域或任一种其他的图谱都可与 ARDRA 产生的图谱结合起来进行计算机辅助分析。rep-PCR 技术能在种、致病变种（生化型）、菌株水平上区分和鉴定植物病原细菌，也可用于测定病原菌的群体遗传多样性，从而有助于揭开病原菌的起源、进化和系统发育关系，为病害的监测与防治提供重要的信息资料和科学依据。

目前细菌的分子检测主要依赖 PCR 及 PCR 衍生出的多种新技术，尤其是 ITS-PCR、ARDRA、rep-PCR 和荧光定量 PCR。今后发展趋势之一是通过以上方法得到属、种甚至亚种及致病变种间的特异性片段，经测序后作为探针直接从组织中通过 Southern 杂交检测病原菌；另一趋势是建立各种细菌的基因组指纹图谱数据库，以计算机图像分析系统作为辅助，实现检测自动化。此外，结合荧光标记技术，对病原细菌检测进行定量，能更好地服务于病害的测报和防治。

三、植物病毒的快速检测技术

植物病毒病的主要症状有花叶、斑点、环斑、脉带和黄化、坏死、畸形。肉眼直接观察一般即可鉴定为病毒为害所致，但是对于病毒的种类则必须通过血清学和分子生物学的方法进一步鉴定确认。

植物病毒病的鉴定方法与其他病原物的区别之一就是可以应用物理方法进行识别，如在电子显微镜下计数病毒颗粒，或用紫外分光光度计测定提纯病毒的蛋白和核酸量，这些方法所测得的数据包括了有感染性和无感染性的病毒粒体。应用电子显微镜不但能看清病毒粒体的大小、形态，还可以分辨其表面的蛋白亚单位和内部的核壳等超微结构。

血清学检测方法是诊断和鉴定植物病毒的重要方法之一，是利用抗体和其对应抗原之间发生专一反应的一种检测方法。酶联免疫吸附试验（enzyme linked immunosorbent assay，ELISA）是常用的血清学检测方法，由检测范围广的多克隆抗体检测发展到更加专一灵敏的单克隆抗体，但是他们的货架期都比较短，而且偏差比较大。后来血清学结合杂交、电子显微镜等技术的优点，进一步优化了植物病毒的快速检测方法。

分子生物学方法应用于植物病毒的检测更加具有自身的特点。由于植物病毒从基因组的分类上分为 DNA 病毒和 RNA 病毒，所以对于 DNA 病毒可以直接提取 DNA 进行 PCR 检测，而对于 RNA 病毒则要增加一步反转录的过程，因此称为 RT-PCR，PCR 还可以结合血清学方法进行优化。

随着分子生物学技术的进步和仪器设备的开发，利用小 RNA 深度测序技术检测病毒成为当今的研究热点。与其他的植物病毒检测方法相比，利用小 RNA 深度测序检测病毒具有独特的优势，主要表现在无论是 RNA 病毒、DNA 病毒还是类病毒，都能在一个测序反应中被检测到，不受病毒基因组类型的限制，是一种广谱的检测病毒的手段。

四、其他植物病原物的快速检测技术

目前有很多新的基于核酸和蛋白质的创新分析方法正在开发，主要有新型传感器检测设备，它能够直接连接电视或电脑，把模拟信号转换为数字信号，各种植株上的真菌、细菌、病毒、害虫等在电视或电脑上可以直接成像，可以直接发现早期植物病原物的感染，快速分析判断各种作物病虫害的种类，确诊病因，对症下药。传感器检测设备再加上生物传感器和遥感技术等，可作为快速初步鉴定的有力补充工具，这将有助于补充血清学和分子生物学方法的不足。虽然血清学和基于 PCR 的方法是最可靠和有效的快速检测方法，但是传感器和生物传感器技术可提供即时的效果，并且可被用于无症状感染阶段的检测，遥感技术对于获得空间化的诊断结果将有极大的帮助，这些创新技术代表了前所未有的工具，避免了在植物保护上使用更多昂贵的农药，使农业更可持续和安全。

第二节　快速检测技术的发展趋势

植物病原物的快速检测方法多种多样，从最初的肉眼观察，到现在的分子生物学技术，随着科学技术的发展进步，仪器设备的更新换代，植物病原物的快速检测方法发展非常迅速，变得越来越完善和成熟。

一、直接观察法

直接用肉眼观察，是诊断植物病害最直接快捷的方法，但是直接观察存在着一些弊端，有不少诊断不准确的因素，随着电子设备及技术的发展，现在可以采用先进的仪器设备来补充完善，比如显微镜。1675 年荷兰生物学家列文虎克发明了光学显微镜。20 世纪，光电子技术得到了长足的发展，随着电子显微镜、透射电子显微镜、扫描电子显微镜的出现，以及更新的扫描隧道显微镜（STM）的发明，显微镜的发展也促使植物病原物的直接观察上了新台阶。

二、血清学方法

血清学检测方法，是利用抗体和其对应抗原之间发生专一反应的一种检测方法，是诊断和鉴定植物病害特别是病毒病害最重要的方法之一。

酶联免疫吸附测定法（ELISA）是当前应用最广泛的一种血清学测定方法，它是以物理方法将抗体（或抗原）吸附在固相载体上，随后的一系列免疫学和生物化学反应都在此固相载体上进行。ELISA 包括间接法、双抗体夹心法和竞争法以及近年来发展的一些改良法。

（一）间接法

将已知抗原吸附（或称包被）于固相载体，孵育后洗去未吸附的抗原，随后加入含有

特异性抗体的被检血清，感作后洗除未起反应的物质，加入酶标抗体同种球蛋白（如被检血清是兔血清，就需用抗兔球蛋白），感作后再经洗涤，加入酶底物，底物被分解，出现颜色变化，颜色变化的速度及程度，与样品中的抗体量有关，即样品含有抗体愈多，颜色出现得也愈快、愈深。

（二）双抗体夹心法

是检测抗原的方法，将特异性免疫球蛋白吸附于固相载体表面，然后加入含有抗原的溶液，使抗原和抗体在固相表面上形成复合物。洗除多余的抗原，再加入酶标记的特异性抗体，感作后漂洗，加入酶底物，颜色的改变与待测样品中的抗原量成正比。

（三）竞争法

利用酶标记抗原和未标记抗原共同竞争有限量抗体的原理，测定样品中的抗原。操作时需要有只加酶标记抗原的系统作为对照。将抗体吸附于固相载体表面，感作后漂洗，加入待检抗原样品和酶标记抗原（也可先加待检样品，稍后再加酶标记抗原），对照则只加酶标记抗原。感作后漂洗加入酶底物溶液。含酶标记抗原的对照系统出现颜色反应。而在待检系统中，由于样品中未标记抗原的竞争作用，相应抑制颜色反应。待检抗原含量高时，其对抗体的竞争能力强，所形成的不带酶的抗原抗体复合物量亦多，带酶复合物的形成量相对减少，从而使酶催化底物时产生有色产物的量也减少，而带酶复合物量却相对增多，酶催化底物时产生有色产物的量也增多。因此，待检系统中颜色变化的程度与其中抗原的含量呈负相关。

（四）改良法

除以上这些基本方法之外，科学工作者又在ELISA方法的基础上，通过"技术杂交"设计出了许多改良方法。比如，免疫酶染色法中抗酶染色法的免疫球蛋白桥法和PAP法等。

1. 阻断ELISA 将已知抗原包被于固相载体，孵育后洗去未吸附的抗原，随后加入被检血清，感作后洗去未起反应的物质，加入抗已知抗原的酶标抗体。感作后再洗涤，加入酶底物，底物颜色变化的速度与程度，与被检血清中的抗体量有关，样品中含有的抗体愈多，与固相载体上抗原结合得愈多，剩下给已知抗体结合的位点愈少，颜色出现的愈慢、愈浅。

2. 夹心间接ELISA 本法主要应用酶标记抗体测定抗原。先将特异性抗体（如兔IgG）吸附于固相载体表面，孵育后冲洗，随后加入待检抗原样品，感作后冲洗。再加入不同种动物（如豚鼠）的相同的特异性抗体。感作冲洗后，加入酶标记抗第二种抗体的动物球蛋白（如兔抗豚鼠免疫球蛋白）。再行感作冲洗后，加入酶的底物。其所产生的颜色变化与第二步中加入的抗原量呈正相关。由于预先吸附在固相载体表面的抗体能够特异性地捕捉标本中的抗原，所以这种方法又称为抗原捕捉ELISA。

3. 抗体捕捉ELISA 主要应用于抗体的检测。它可以解决由于抗体在液体中含量较低，用常规间接法测定不能获得满意效果的问题。抗体捕获ELISA的操作原理是：首先用抗体（最好是单抗）包被载体，随后加入待检样品，感作后冲洗，再加入酶标抗原或抗原-酶标抗体复合物，再行感作冲洗后，加入酶的底物。反应产生的颜色变化与样品中的特异性抗体含量呈正比。

4. 一步法 ELISA　这种方法是双抗体夹心法的衍生，其基础是分别使用针对不同抗原决定簇的单克隆抗体包被载体和进行酶标记。具体是用针对待检抗原不同抗原决定簇的一种或几种单克隆抗体包被载体，包被完毕的载体经适当处理可长期保存或作商品供应。检测时，同时加入被检标本和酶标记的针对待检抗原的另一种或几种抗原决定簇的单克隆抗体，感作后冲洗，再加入酶作用的底物，反应所产生的颜色变化与待检抗原的含量呈正比。本法由于待检抗原和酶标抗体同时一步加入，故称一步法，其优点是操作十分快捷，一般可在 1h 内得出结果。由一步法商品化，从而产生了 ELISA 快速检测试剂盒和试纸条。有的快速检测试剂盒和试纸条整个检测过程只需几分钟。

三、分子生物学方法

分子生物学方法是基于 DNA 的发现而产生的，PCR 由 1983 年美国 Mullis 首先提出设想，1985 年由其发明了聚合酶链式反应，即简易 DNA 扩增法，意味着 PCR 技术的真正诞生。1973 年，钱嘉韵发现了稳定的 *Taq* DNA 聚合酶，为 PCR 技术发展也做出了基础性贡献。到 2013 年，PCR 已发展到第三代技术。PCR 技术用于植物病害的检测已经有多年的历史，而且在 PCR 的基础上发展了多种更加先进的 PCR 技术。

所有的 PCR 检测方法，用于检测植物病原物的引物和探针都是精确设计的寡核苷酸序列。目标序列可以在 GenBank 中找到，通过搜索 NCBI 所提供的核苷酸序列的保守区域，使用 BLAST 比对搜索工具来识别每个目的基因的全部或局部核苷酸序列。选择特定核苷酸区域作为特异的 DNA 或 RNA 的靶标引物。

（一）ITS-PCR

ITS-PCR 方法是利用保守的 16S rDNA 和 23S rDNA 序列，设计引物扩增转录间隔区。16S rDNA 和 23S rDNA 间的 ITS 区域包括一些 tRNA 基因和非编码区域。由于面临较小的选择压力，ITS 区域比 16S rDNA 和 23S rDNA 的多态性丰富。使用通用引物扩增 ITS 区域后，通过产生带的长度可以确定细菌的种类。同时 ITS 区域经 PCR 扩增后的产物经限制性酶切分析或 DNA 序列分析都可加强其特异性。此方法是应用于植物病原物快速检测的基本 PCR 技术，目前应用于植物病原细菌比较多。

（二）多重 PCR

多重 PCR 基本原理与常规 PCR 相同，区别是在同一个 PCR 反应体系中加入一对以上的引物，如果存在与各对引物特异互补的模板，则它们分别结合在模板相对应的部位，同时在同一反应体系中扩增出一条以上的目的 DNA 片段。多重 PCR 既有单个 PCR 的特异性和敏感性，又较之快捷和经济，还能提供内部对照，指示模板的数量和质量，目前在植物病原真菌检测工作中已有一些应用实例。

（三）巢式 PCR

巢式 PCR 技术先后用两套引物和两轮 PCR 对靶 DNA 进行扩增，具体过程为先用第一套引物扩增 15～30 个循环，再用在已扩增的 DNA 片段内设定的第二套引物扩增 15～30 个循环。采用巢式 PCR 技术经过两轮扩增，有效地保证了检测结果的特异性与灵敏性，多用于检测症状不明显、寄主内的病原物或者采用普通检测方法难于检测的真菌病害。

（四）实时荧光定量 PCR

实时荧光定量 PCR 技术于 1996 年由美国 Applied Biosystems 公司推出，其关键在于荧光探针的使用及其相应的荧光信号检测仪器。

实时荧光定量 PCR 所用的荧光探针主要有 3 种：分子信标探针、杂交探针和 TaqMan 荧光探针，其中 TaqMan 荧光探针使用最为广泛。TaqMan 技术是在普通 PCR 原有的一对特异性引物基础上，增加了一条特异性的荧光双标记探针，从而使荧光信号的累积与 PCR 产物形成完全同步。该方法要求探针比引物先与模板杂交，故探针 Tm 值为 65～72℃较为合适，满足此要求的普通 TaqMan 探针一般需 25～40nt，而变异较大的分离物难以设计如此长的探针。近几年开发的 TaqMan-MGB 探针由于 3′端具有 MGB（minor groove binder）分子，提高了探针 Tm 值（平均 15bp 可提高 18℃），探针长度可缩短至 12～17nt，解决了上述困难。近些年来，国内外已有大量利用实时荧光 PCR 反应鉴定植物病原菌等的报道。

随着实时荧光定量 PCR 技术的快速发展和大量实验经验的积累，特别是这项技术所表现出来的敏感性、快速性和通用性，推动了它在植物病原菌研究中快速和广泛发展的进程。实时荧光定量 PCR 可以精确的对一些植物病害特性进行研究，相对于常规 PCR 而言，实时荧光定量 PCR 分析可以获得一些重要的关键性信息，对于研究寄主—病原菌之间的互作机制、病原菌同环境的互作机制和 mRNA 的定量等过程中表现出了其他检测技术无法比拟的优势。虽然相对常规 PCR，应用在实时荧光定量 PCR 中的引物和荧光探针的数量是有限的，但是，在将来会有越来越多的引物和探针被发展起来，特别是随着人们对植物病原基因组认识的增加，传统 PCR 诊断技术不断完善，这些研究基础为实时荧光定量 PCR 检测的快速发展提供了强有力的保障。因此，在快速检测的常规服务中实时荧光定量 PCR 必将成为大规模诊断植物病原菌的标准方法。

（五）环介导等温扩增（LAMP）

环介导等温扩增（loop-mediated isothermal amplification，LAMP）是众多核苷酸扩增技术中的一种。自从 Notomi 等于 2000 年公布该技术以来，该技术已经被广泛地应用于生命科学领域，其中就包括对植物病原体的检测。当研究者将该技术应用于检测各种植物病原体的同时，也对该技术提出了很多的改进，使得该技术逐步完善。

LAMP 有比较高的特异性和抗干扰能力，只有当 2 对引物与目的片段的六个区域都匹配上时才能进行扩增。类似于巢式 PCR 使用多对引物来提高扩增的特异性。非目的片段对 LAMP 反应的干扰比较小，这方面比常规的 PCR 要强。LAMP 的反应体系比较稳定可靠，在室温下放置 2 周后仍然稳定并且对于样品中原有或污染的无关、干扰片段仍然不敏感。

（六）PCR 结合其他技术

1. PCR-ELISA 技术　PCR-ELISA 技术是一种将免疫学和常规 PCR 相结合的技术。在目前鉴定植物病原菌的方法中，利用 PCR 技术是比较精确和可靠的方法。然而这种方法要求对扩增产物进行电泳，并且要用 EB 或其他荧光染料染色后才可检测到信号，检测的样品数也比较有限，具有一定局限性，而 PCR-ELISA 的出现可克服这些缺点。PCR-ELISA 技术运用了链霉亲和素（strepavidin）和生物素（biotin）特异性结合的特点，将标记有生物素的 PCR 扩增产物与特异探针液相杂交，通过 ELISA 技术使得探针结合在酶联板上，用酶标记的抗体与杂交分子反应。经过显色反应后，可直接用肉眼进行比较，也可用酶标仪进行定量，检测效果可达到膜杂交水平，整个检测过程可在 1～3h 内完成。该技术综合了 PCR、分子杂交和 ELISA 三种方法的优点，目前已被成功用于植物病原菌的检测。

2. rep-PCR 基因指纹图谱分析　rep-PCR 是在细菌基因组内特殊的保守重复序列被发现后发展起来的一种技术。应用较多的序列为：基因间重复性回文序列（repetitive extragenic palindromic sequence，REP）；肠细菌重复性基因间共有序列（repetifive intergenic consensus，ERIC）；BOX 元件。这些序列作为 PCR 反应的引物，扩增两个相邻重复元件之间的 DNA 序列。细菌基因组可产生一系列复杂的片段（10～30 个或更多），长度短到 200bp，长达 6kb。这 3 种方法分别被称为 REP-PCR、ERIC-PCR、BOX-PCR，总称 rep-PCR。rep-PCR 技术能在种、致病变种（生化型）、菌株水平上区分和鉴定植物病原细菌，也可用于测定病原菌的群体遗传多样性，从而有助于揭开病原菌的起源、进化和系统发育关系，为病害的监测与防治提供重要的信息资料和科学依据。在 rep-PCR 分析中，由于 3 个重复序列在基因组间分布不同，所以 REP、ERIC 和 BOX 分析结果存在差异，且 REP、ERIC 比 BOX 具有更高的分辨率。

在病原细菌的检测中，存在其他指纹图谱分析方法。随机引物 PCR DNA 多态性分析（randomly amplified polymorphic DNA，RAPD）方法虽不要求了解 DNA 序列信息、灵敏度高、样品用量少且可用于 RNA 指纹分析，但由于重复性不高，近年来一般不单独使用。扩增片段长度多态性（amplified fragmentlength polymorphism，AFLP）亦称 SRFA（selective restriction fragment amplification）分析技术，稳定性、重复性好，能在短时间内检测到大量的多态性标记，且对模板浓度不灵敏，模板需求量也很少，但仅对病原菌进行检测，成本高，且又耗时，实际应用较少。

3. 基因芯片　基因芯片（gene chip）的原型是 20 世纪 80 年代中期提出的。基因芯片指将大量（通常每平方厘米点阵密度高于 400）探针分子固定于支持物上后与标记的样品分子进行杂交，通过检测每个探针分子的杂交信号强度进而获取样品分子的数量和序列信息。通俗地说，就是通过微加工技术，将数以万计、乃至百万计的特定序列的 DNA 片段（基因探针），有规律地排列固定于 22cm 的硅片、玻片等支持物上，构成的一个二维 DNA 探针阵列，与计算机的电子芯片十分相似，所以被称为基因芯片。基因芯片主要用于基因检测工作，早在 20 世纪 80 年代，Bains 等人就将短的 DNA 片断固定到支持物上，借助杂交方式进行序列测定。但基因芯片从实验室走向工业化却是直接得益于探针固相原位合成技术和照相平板印刷技术的有机结合以及激光共聚焦显微技术的引入。它使得合成、固定高密度的数以万计的探针分子切实可行，而且借助基因芯片激光共聚焦显微扫描技术可以对杂交信号进行实时、灵敏、准确的检测和分析。基因芯片技术由于同时将大量探针固定于支持物上，所以可以一次性对样品的大量序列进行检测和分析，从而解决了传统核酸印迹杂交（southern blotting 和 northern blotting 等）技术操作繁杂、自动化程度低、操作序列数量少、检测效率低等缺点。而且，通过设计不同的探针阵列、使用特定的分析方法可使该技术具有多种不同的应用价值，如基因表达谱测定、实变检测、多态性分析、基因组文库作图及杂交测序等。

基因芯片可分为三种主要类型：①固定在聚合物基片（尼龙膜、硝酸纤维膜等）表面上的核酸探针或 cDNA 片段，通常用同位素标记的靶基因与其杂交，通过放射显影技术进行检测。这种方法的优点是所需检测设备与目前分子生物学所用的放射显影技术相一致，相对比较成熟。但芯片上探针密度不高，样品和试剂的需求量大，定量检测存在较多问题。②用点样法固定在玻璃板上的 DNA 探针阵列，通过与荧光标记的靶基因杂交进行检测。这种方法点阵密度可有较大的提高，各个探针在表面上的结合量也比较一致，但在标准化和批量化生产方面仍有不易克服的困难。③在玻璃等硬质表面上直接合成的寡核苷酸探针阵列，与荧光标记的靶基因杂交进行检测。该方法把微电子光刻技术与 DNA 化学合成技术相结合，可以使基因芯片的探针密度大大提高，减少试剂的用量，实现标准化和批量化大规模生产，有着十分重要的发展潜力。由于尚未形成主流技术，生物芯片的形式非常多，以基质材料分，有尼龙膜、玻璃片、塑料、硅胶晶片、微型磁珠等；以所检测的生物信号种类分，有核酸、蛋白质、生物组织碎片甚至完整的活细胞；以工作原理分，有杂交型、合成型、连接型、亲和识别型等。

四、小 RNA 深度测序

随着现代测序仪器的更新换代，小 RNA 深度测序方法成为近年来的热点。主要用来检测样品中的新病毒。由于小 RNA 深度测序测定的不是病毒序列，而是在 RNA 沉默反应过程中寄主抵抗病毒侵染产生的重复和多余的 siRNA，所以即使病毒滴度很低也能被鉴定出来。测序时首先将 18～30nt 范围的小 RNA 从总 RNA 中分离出来，两端分别加上特定接头后体外反转录做成 cDNA 再做进一步处理后，利用测序仪对 DNA 片段进行单向末端直接测序。对小 RNA 大规模测序分析，可以从中获得物种全基因组水平的 miRNA 图谱，可以挖掘新的 miRNA 分子，应用于靶基因的预测和鉴定、样品间差异表达分析、miRNAs 聚类和表达谱分析等方面。

小 RNA 深度测序方法对样品要求比较高，要求样品纯度高、样品 RNA 浓度高，所以样品保存和运输的条件苛刻。

小 RNA 深度测序主要优势有：①可以直接从核苷酸水平上研究小 RNA 分子，避免了传统芯片杂交的荧光模拟信号带来的交叉反应和背景噪音问题，有利于区分相同家族的序列极为相似的不同植物病毒病原的小 RNA 分子。②可以对任意的植物病毒的寄主物种进行高通量分析，无需任何预先的序列信息以及二级结构信息。③灵敏度高，测序通量大，为新的植物病毒种类小 RNA 分子的发现和研究提供了极大的数据深度与覆盖率，能够检测丰度极低的植物病毒种类。④随着分析软件的升级和更新，测序产生的原始数据可以与多种分析软件兼容，可以注释小 RNA 的基因组信息，能够随时使用公用小 RNA 数据库注释已知的小 RNA，还可以进一步分析未匹配的数据，发现新的植物病毒的小 RNA 及异构体，寻找更深入的研究信息。

（张德咏，陈庆河，朱春晖）

◆ 主要参考文献

段维军，郭立新 . 2008. 基于 PCR 技术的植物病原真菌检测技术研究进展［J］. 植物检疫，22（6）：385-388.

李凤兰，李学湛，闵凡祥，等 . 2010. 实时定量 PCR 在植物真菌病原体定量检测中的应用［J］. 东北农业大学学报，41（4）：151-155.

尹燕妮，黄艳霞，葛芸英，等 . 2006. 几种常用植物病原细菌分子检测方法［J］. 植物保护，32（6）：1-4.

Ahmad F，Babalola O O，Tak H I. 2012. Potential of MALDI-TOF mass spectrometry as a rapid detection technique in plant pathology：identification of plant-associated microorganisms［J］. Anal Bioanal Chem，404：1247-1255.

López M M，Bertolini E，Olmos A，et al. 2003. Innovative tools for detection of plant pathogenic viruses and bacteria［J］. International Microbiology，6（4）：233-243.

Martinelli F，Scalenghe R，Davino S，et al. 2015. Advanced methods of plant disease detection［J］. A review，Agron. Sustain. Dev.，35：1-25.

Torrance L. 1992. Developments in methodology of plant virus detection［J］. Neth. J. Pl. Path. (Supplement 2)：21-28.

Wang Y，Alocilja1 E C. 2015. Gold nanoparticle-labeled biosensor for rapid and sensitive detection of bacterial pathogens［J］. Journal of Biological Engineering，9：16.

Yi F，Ramaraja P. 2015. Ramasamy current and prospective methods for plant disease detection［J］. Biosensors，4：537-561.

第二章
香蕉枯萎病菌快速检测

第一节 概　　述

由香蕉枯萎病菌（*Fusarium oxysporum* f. sp. *cubense*）侵染而引起的香蕉枯萎病是香蕉的一种毁灭性病害，该病初侵染源来自病株及带菌土壤，病原菌的孢子在土壤中可存活 8～10 年。该病远距离传播主要通过种苗、带菌的土壤和流水，具有很强的传染性，一旦进入无病地区则无法根除，扩散蔓延难以控制，每年因枯萎病造成香蕉产量严重损失。

在香蕉枯萎病菌的检测方面，我国科研人员主要采取传统的植物病原检测技术，传统的检测方法是依据症状、形态，在培养基上直接分离培养，然后在室内通过形态学和生理学性状特征鉴定，再结合致病性测定，这种检测方法耗时较长，且必须拥有病原菌详细的分类资料，鉴定时还受到其他因子的干扰，如种内不同菌株间生物学性状变异较大，而且不能直接从植物组织中检测出病原菌，满足不了病害控制中快速、灵敏、稳定的检测要求。免疫血清学鉴定方法特异性较差，常常受到相似种的干扰，也受到抗血清质量的影响，血清学检测结果的准确性取决于抗血清的质量。

近年来，国内外在香蕉枯萎病菌快速分子检测方面进行了较为深入的研究，取得了一定的进展，尤其是多聚酶链式反应（PCR）技术，在植物病原检测中的应用日臻完善，专化性引物 PCR 技术甚至不需要纯培养，可直接从样品浸提液中对靶标病原物进行特异性扩增，已经建立了分子检测技术，分子检测试剂盒已经被研制。

第二节　形态检测

香蕉枯萎病菌在马铃薯葡萄糖固体培养基（PDA）上，气生菌丝绒状，白色或粉白色（图 2-1），小型分生孢子数量多，无色，卵圆形，假头状着生在产孢细胞上，单胞或双胞，大小为（5～12.6）$\mu m \times$（2.5～3.6）μm。大型分生孢子无色，美丽型，月牙形，稍弯，向两端比较均匀地逐渐变尖，基足胞足跟明显，1～6 隔，多数 3 隔，大小为（10～60）$\mu m \times$（2.5～6）μm。厚垣孢子很容易产生，球形，直径 6～8μm，单生、对生或串生（图 2-2）。产孢细胞短，单瓶梗，在菌丝上分散生长，在分生孢子座上多分枝成丛。

第三节　快速分子检测

一、菌株的培养及菌丝的收集

将供试菌株转至马铃薯葡萄糖固体培养基（PDA）上，温度为 25℃，在黑暗条件下生长 3d 后从菌落边缘切取 10 块 2mm×2mm 的菌丝块转至 PDB（马铃薯葡萄糖液体培养

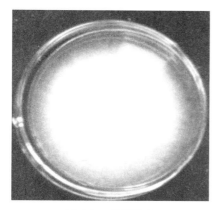

图 2-1 菌落形态

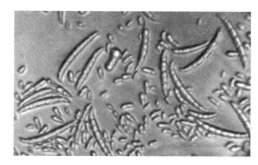

图 2-2 孢子形态

基）中，25℃振荡培养 7d，过滤收集菌丝，经冷冻抽干并研磨成菌丝粉，在－20℃下低温保存备用。

二、基因组 DNA 的提取

（一）菌丝体 DNA 的提取

采用 CTAB（十六烷基三甲基溴化铵）法提取香蕉枯萎病菌的 DNA，取大约 50mg 冷冻干燥后的菌丝粉于 1.5mL 离心管中，加入 900μL 2% CTAB 提取液（2% CTAB；100mmol/L Tris-HCl，pH8.0；20mmol/L EDTA，pH 8.0；1.4mol/L NaCl）和 90μL 10% SDS（十二烷基苯磺酸钠）后混匀，于 55~60℃水浴 1~2h，每 10min 振荡混匀一次，离心（12 000g）10min，取上清液加入等体积的酚/氯仿/异戊醇（25：24：1），每次离心 5min，取上清液，而后用等体积的氯仿抽提一次（12 000g 离心 5min），吸上清，加 0.1 体积的 3mol/L NaAc 溶液和 2 体积的冰无水乙醇沉淀 30min 后 12 000g 离心 5min，70%冰乙醇洗涤一次后去乙醇。提取后的 DNA 用 1×TE（10mmol/L Tris-HCL，0.1mmol/L EDTA，pH8.0）溶解后在紫外分光光度计下检测 DNA 浓度并稀释至 50ng/μL 待用。

（二）活体组织中病原菌 DNA 的提取

参考 Zhang et al.（2005）的方法并进行了改进：取一段新发病的植株组织，每克组织加入 10μL 0.5mol/L NaOH，在研钵中充分研磨后转移至 1.5mL 的 Eppendorf 管中，12 000g 离心 2min，取 5μL 上清液加入 495μL0.1mmol/L Tris（pH8.0），混匀后取 1μL 直接用于 PCR 反应。

（三）土壤中病菌 DNA 的提取

取过筛的土壤冷冻抽干 24~48h 后加少量石英砂，倒入液氮充分研磨，将研磨后的土壤细粉分装至 1.5mL 离心管中，每管加入 500μL 0.4%脱脂奶粉溶液，涡旋混匀。12 000r/min 离心 15min。取上清加入等体积的蛋白酶 K 缓冲液，加终浓度为 10μg/mL 蛋白酶 K，55℃水浴 1~3h。水浴结束后，加入 1/2 体积的 7.5mol/L NH_4 Ac 溶液，上下颠倒混匀。12 000r/min 离心 15min。吸上清加 2 倍体积无水乙醇－20℃沉淀（>1h）。沉淀结束后，

12 000r/min 离心 15min。用 70％乙醇洗涤沉淀后倾去，室温晾干。每份样品所提 DNA 用 10μL TE（或无菌超纯水）溶解，−20℃保存备用。

三、特异检测引物

在特异序列的基础上，结合引物设计软件 Primer5.0 设计了香蕉枯萎病菌分子检测的特定 SCAR 引物 FOC-F/FOC-R，序列为 FOC-F：5′-ATATGAATGACTCGTGGCACG-3′；FOC-R：5′-GCTGGGAATGCGACGGTAT-3′。

检测的特异性：利用该引物进行扩增，除了来自我国香蕉枯萎病发生地海南、广东和福建等省份的香蕉枯萎病菌菌株可特异地扩增出 364bp 的产物外，检测了 *Fusarium oxysporum* 的非古巴专化型、其他镰刀菌（*Fusarium* spp.）及其他的真菌、细菌等菌株及空白对照均无扩增条带（图 2-3）。

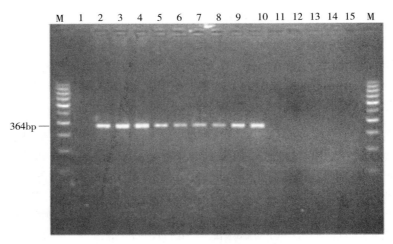

图 2-3　香蕉枯萎病菌的特异 PCR 扩增

注：M 为 marker，泳道 1 为阴性对照，泳道 2～10 为尖镰孢古巴专化型（香蕉枯萎病菌），泳道 11 为尖镰孢黄瓜专化型，泳道 12 为尖镰孢茄专化型，泳道 13 为豌豆腐皮镰孢，泳道 14 为稻瘟病菌，泳道 15 为致病疫霉。

四、检测灵敏性

利用设计的引物进行 PCR 扩增，其反应体系 25μL，包括 1 倍 PCR 反应缓冲液，1.5mmol/L MgCl$_2$，0.2mmol/L dNTPs，1.5U *Taq* DNA 聚合酶，引物 FOC-F/FOC-R 各 50pmol 和 10ng 模板 DNA，双蒸水（ddH$_2$O）补足 25μL。PCR 反应条件为：94℃预变性 3min；94℃变性 30s，64℃退火 30s，72℃延伸 30s，共 30 个循环；72℃延伸 10min。

用不同浓度的香蕉枯萎病菌 DNA 进行灵敏性检测，灵敏性检测利用巢式 PCR，设计了巢式 PCR 引物 FOC-NF/FOC-NR，其 PCR 反应体系 25μL，包括 1 倍 PCR 反应缓冲液，1.5mmol/L MgCl$_2$，0.2mmol/L dNTPs，1.5U *Taq* DNA 聚合酶，引物浓度各 50pmol 和 10ng 模板 DNA，ddH$_2$O 补足 25μL。PCR 反应条件为：94℃ 预变性 3min；94℃变性 30s，60℃退火 30s，72℃延伸 30s，共 30 个循环；72℃延伸 10min。

结果获得最低的检测率为 10fg 的纯 DNA/25μL 反应体系（图 2-4）。其引物序列为

FOC-NF： 5′-GATGAGATTGAAGGACCTCTTCG-3′； FOC-NR： 5′-TCTAGTTCC-
TTGGAGTAGTTTCGG-3′。

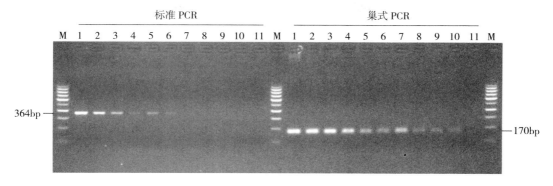

图 2-4　香蕉枯萎病菌的灵敏性检测及巢式 PCR 扩增结果

注：M 为 marker，泳道 1 为 1μg，泳道 2 为 500ng，泳道 3 为 100ng，泳道 4 为 10ng，泳道 5 为 1ng，泳
道 6 为 100pg，泳道 7 为 10pg，泳道 8 为 1pg，泳道 9 为 100fg，泳道 10 为 10fg，泳道 11 为阴性对照。

五、发病植物组织中香蕉枯萎病菌的检测

取 1μL DNA 进行 PCR 扩增，其 PCR 反应体系 25μL，包括 1 倍 PCR 反应缓冲液，
1.5mmol/L $MgCl_2$，0.2mmol/L dNTPs，1.5U *Taq* DNA 聚合酶，引物 FOC-F/FOC-R
各 50pmol 和 10ng 模板 DNA，ddH_2O 补足 25μL。PCR 反应条件为：94℃预变性 3min；
94℃变性 30s，64℃退火 30s，72℃延伸 30s，共 30 个循环；72℃延伸 10min。然后将
8μL PCR 产物用 1.5％琼脂糖电泳分离，经溴化乙锭染色后于紫外灯下根据扩增产物的大
小判定结果。

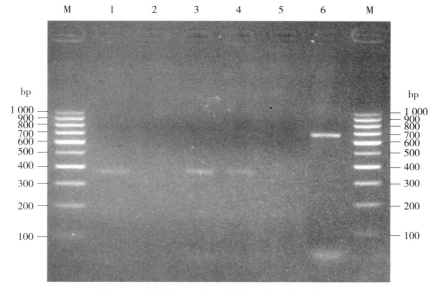

图 2-5　香蕉发病组织和带菌土壤的检测结果

注：M 为 marker，泳道 1 为阳性对照，泳道 2 为阴性对照，泳道 3 为发病的香蕉组织，泳道 4 为发病
土壤，泳道 5 为健康香蕉组织，泳道 6 为健康香蕉组织用真核通用引物 ITS1 和 ITS4 扩增。

按发病组织中快速提取 DNA 的方法从感染了香蕉枯萎病的植株中快速提取 DNA，以病原菌基因组 DNA 作阳性对照，进行 PCR 检测。结果显示，应用该方法对发病的植株进行检测得到了单一的清晰的分子量为 364bp 的特异条带，该 PCR 体系扩增香蕉的健康组织 DNA 无扩增条带，扩增基因组 DNA 得到 364bp 的特异性条带，结果见图 2-5。

六、发病土壤中香蕉枯萎病菌的检测

从发病土壤样品中提取 $1\mu L$ DNA 进行 PCR 扩增，其 PCR 反应体系 $25\mu L$，包括 1 倍 PCR 反应缓冲液，$1.5mmol/L$ $MgCl_2$，$0.2mmol/L$ dNTPs，$1.5U$ *Taq* DNA 聚合酶，引物 FOC-F/FOC-R 各 50pmol 和 10ng 模板 DNA，ddH_2O 补足 $25\mu L$。PCR 反应条件为：94℃预变性 3min；94℃变性 30s，64℃退火 30s，72℃延伸 30s，共 30 个循环；72℃延伸 10min。然后将 $8\mu L$ PCR 产物用 1.5%琼脂糖电泳分离，经溴化乙锭染色后于紫外灯下根据扩增产物的大小判定结果。

按土壤中提取 DNA 的方法分别从感染了香蕉枯萎病菌的土壤中提取 DNA，以病原菌基因组 DNA 作阳性对照。结果显示，电泳检测扩增产物，如果为香蕉枯萎病菌发生的土壤，则可见一条清晰的分子量为 364bp 的特异条带，结果见图 2-6。也表明该方法可以进行香蕉田间发病土壤带菌检测。

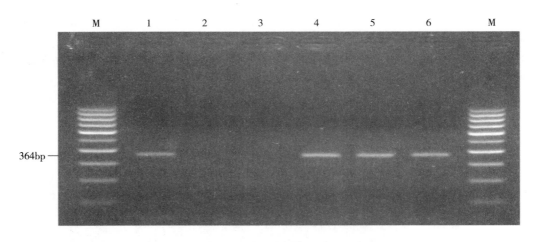

图 2-6　田间带菌土壤的检测

注：M 为 marker，泳道 1 为阳性对照，泳道 2 为阴性对照，泳道 3 为健康香蕉土壤，泳道 4～6 为发病的香蕉土壤 DNA 扩增结果。

七、LAMP 检测

1. LAMP 反应引物的设计　对香蕉枯萎病菌 4 号小种基因序列进行扩增、克隆、测序，获得特异序列，应用在线 LAMP 引物设计软件 primer software PrimerExplorer V4（http：//primerexplorer. jp/elamp4. 0. 0/index. html；Eiken Chemical Co. ，Japan）进行 LAMP 引物设计，引物序列见表 2-1。

表 2-1　LAMP 引物序列

LAMP primer	Sequence（5′-3′）
F3	AGGACCTCTTCGAATGGCA
B3	GACGCTGCAGCTATGACAA
FIP	GGTGGCTCAATAGCCCAGTGAACCGATACCTGTGAAGTCGC
BIP	CGACATCATCAGCATCTCCGCTAGCTTTGGCTCTTGTGACAG
F-loop	GCCTAATTGAACATTCAGTATAAAC
B-loop	ACTCCAAGGAACTAGACGACG

2. LAMP 反应体系的建立　香蕉枯萎病菌 4 号小种的 LAMP 检测体系，包括引物设计、LAMP 扩增和扩增结果观察，所述 LAMP 检测方法的反应体系包括：引物混合液、反应混合液、1.0U Bst DNA 聚合酶和 25ng DNA 模板，用灭菌双蒸水补足到 $25\mu L$；所述引物混合液由外侧引物 F3、B3，内侧引物 FIP、BIP 和环引物 B-loop、F-loop 组成，其中外侧引物 F3 和 B3 各 5pmol，内侧引物 FIP 和 BIP 各 40pmol，环引物 B-loop、F-loop 各 $20\mu mol$；所述反应混合液配制如下：40mmol/L Tris-HCL，20mmol/L $(NH_4)_2SO_4$，20mmol/L KCL，16mmol/L $MgSO_4$，0.2% Triton X-100，1.6mol/L 甜菜碱和 2.8mmol/L dNTPS。LAMP 检测方法的反应条件为在 60～65℃下温育 60 min，80～85℃下保温 10min。所述反应条件优选为 63℃温育 60min，80℃保温 10min。扩增结果观察为荧光染料目测观察法或琼脂糖凝胶电泳法。荧光染料目测观察法：在 LAMP 反应的最终扩增产物中加入 $1\mu L$ 显色剂，所述显色剂为 SYBR greenⅠ，显色结果观察到绿色荧光判断为阳性，橙色判断为阴性；琼脂糖凝胶电泳法：取 $2\mu L$ LAMP 反应的最终扩增产物用 2% 琼脂糖凝胶电泳检测，如果出现 LAMP 特征性的梯形带判断为阳性，没有出现扩增条带判断为阴性。

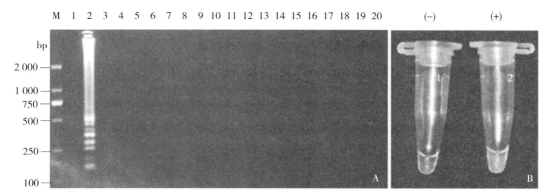

图 2-7　香蕉枯萎病菌 4 号小种 LAMP 特异性检测

A. 扩增后电泳检测结果　B. 染料检测结果

注：M 为 marker，泳道 1 为阴性对照，泳道 2 为尖镰孢古巴专化型（Race4）、泳道 3 为尖镰孢古巴专化型（Race1）、泳道 4 为尖镰孢棉花专化型、泳道 5 为尖镰孢黄瓜专化型、泳道 6 为尖镰孢番茄专化型、泳道 7 为尖镰孢西瓜专化型、泳道 8 为尖镰孢番薯专化型、泳道 9 为尖镰孢西瓜专化型、泳道 10 为拟轮生镰刀菌、泳道 11 为茄腐镰刀菌、泳道 12 为拟轮生镰刀菌、泳道 13 为木贼镰刀菌、泳道 14 为禾谷镰刀菌、泳道 15 为斐济球腔菌、泳道 16 为芭蕉球腔菌、泳道 17 为芭蕉炭疽菌、泳道 18 为蚕豆叶壳二胞菌、泳道 19 为立枯丝核菌、泳道 20 为致病疫霉。

3. 特异性检测　在钙黄绿素指示剂的作用下，15个不同地理来源的香蕉枯萎病菌4号小种病菌 LAMP 检测均显示绿色，而阴性对照和其他病原菌 LAMP 检测均显示橘黄色，部分结果如图2-7。用含0.5g/mL EB 的2.0％琼脂糖凝胶电泳检测结果显示，香蕉枯萎病菌4号小种病菌 LAMP 扩增产物均出现梯度条带，阴性对照和其他18个病原菌则没有出现任何条带，部分结果如图2-7。结果表明，该 LAMP 引物能够特异性的检测不同地理来源的香蕉枯萎病菌4号小种病菌。

（陈庆河，翁启勇，李本金）

◆ 主要参考文献

林时迟.2000.福建省香蕉枯萎病鉴定［J］.福建农业大学学报，29（4）：465-469.

刘绍钦，梁张慧，黄炽辉.2006.香蕉枯萎病的防治策略［J］.广西农业科学，37：686-687.

漆艳香，谢艺贤，张欣，等.2006.海南省香蕉枯萎病病原菌的鉴定［J］.生物技术通报（增刊）：316-319.

王文华，王葵娣，曾会才.2007.香蕉枯萎病的危害及其防治策略［J］.广西热带农业，3：19-21.

王振中.2006.香蕉枯萎病及其防治研究进展［J］.植物检疫，20：18-20.

钟群有，郑卓辉，彭增明，等.2007.香蕉枯萎病生物防治研究概述［J］.广东农业科学，7：64-65.

Bentley S，Pegg K，Moore N，et al.1998.Genetic variation among vegetative compatibility groups of *Fusarium oxysporum* f. sp. *cubense* analyzed by DNA fingerprinting［J］.Phytopathology，88，1283-1293.

Lin Y，Chang J，Liu E，et al.2009.Development of a molecular marker for specific detection of *Fusarium oxysporum* f. sp. *cubense* race 4［J］.European Journal of Plant Pathology，123：353-365.

Ploetz R.1990.Fusarium wilt of banana［M］.St. Paul，MN：American Phytopathological Society.

Ploetz R.2006.Fusarium wilt of banana is caused by several pathogens referred to as *Fusarium oxysporum* f. sp. *cubense*［J］.Phytopathology，96：653-656.

Qi Y，Xie Y，Zhang X，et al.2006.The identification of pathogen causing banana fusarium wilt in Hainan［J］.Biotechnology Bulletin，S1：316-319.

第三章
番石榴焦腐病菌快速检测

第一节 概 述

番石榴焦腐病是由葡萄座腔菌 [*Botryosphaeria rhodina* (Cke.) V. Arx；无性世代 *Lasiodiplodia theobromae* (Pat.) Griff. Maubl] 引起，严重影响番石榴生产的重要真菌病害。该病害多发生于热带及亚热带地区，除了为害番石榴（刘任 等，1996），还可以侵染番荔枝、苹果、菠萝蜜、香蕉、橙、杨桃、黄皮、番茄、梨、木瓜、龙眼、莲雾、荔枝、芒果、柑橘等重要农作物的果实，其寄主将近 500 种植物。该病原可通过风、雨水、土壤、昆虫及种子传播，并通过伤口感染寄主。虽然其寄生性不强，但是一旦侵染寄主，便可对寄主果实组织产生极大破坏，造成果实腐烂。目前番石榴焦腐病在世界各番石榴主产区均有出现，而我国广东、广西、福建、台湾和海南等省份发生较为严重。

该病害侵染番石榴树干及分枝，初期病部树皮淡褐色，随病情发展，造成树皮纵向开裂，树皮呈溃疡状，木质部外层褐色至黑褐色，植株长势较弱，叶片呈黄绿色，且在病树树皮上可见子囊果和分生孢子器。番石榴树枝受侵染时，枝条上会出现少数裂痕，枝条上叶片出现黄化甚至枯萎，枝条木质部出现褐化。果实发病初期在果实表面可产生淡褐色的小圆斑，随着病情的发展，病斑迅速变大，病斑颜色由淡暗褐色变至黑色，病斑中间表面会产生许多小黑点（分生孢子器和子囊果），外围为水渍状。果皮皱（但幼果果皮不皱），最后整个果实黑腐(图3-1)。

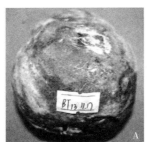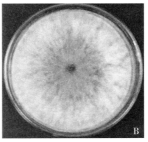

图 3-1 番石榴焦腐病果实症状及病菌形态特征
A. 果实症状 B. 菌落形态

按常规方法分离该病菌会产生很多杂菌，影响病原菌的准确分离。同时，病原菌形态特征复杂，引发的症状与番石榴炭疽病症状相似，且同样具有潜伏侵染的特性。因此，常规的病害诊断技术无法满足台湾入境大陆水果快速通关检验检疫的需求。随着分子生物学技术的发展，国内外对葡萄座腔菌的分子生物学监测进行了一些研究。利用真菌核糖体基因内转录间隔区（rDNA-ITS）序列种内的保守性和科、属、间可变性的特点，通过在核糖体基因内转录间隔区设计特异性引物进行 PCR 扩增，从而进行病原菌的快速检测和鉴定。比较分析了葡萄座腔菌与葡萄座腔菌属其他种的 ITS 序列，通过设计检测番石榴焦腐病菌的特异引物，结合 PCR 技术，建立一套快速、高灵敏度、稳定可靠的番石榴焦腐病菌分子检测技术（高新明 等，2010）。

第二节　形态检测

镜检病树皮切片，可见一种子囊菌子囊果埋生，近球形，暗褐色，偶有 2 个聚生在子座内，大小为（224～280）μm×（168～280）μm，孔口突出病组织。子囊棍棒状，双层壁，有拟侧丝，子囊孢子 8 个，椭圆形，单胞，无色至淡色，大小为（21.3～32.9）μm×（10.3～17.4）μm。其分生孢子器为真子座，球形或近球形，直径 112～252μm，单个或 2～3 个聚生在子座内，分生孢子初为单胞，无色，成熟的孢子双胞，褐色至暗褐色，表面有纵纹，大小为（19.4～25.8）μm×（10.3～12.9）μm。在病果上产生大量的分生孢子器和分生孢子，形态如同树干上的无性态。该病原菌菌丝在 PDA 培养基上生长的温度为 12～39℃，低于11℃和高于 40℃均不能生长，而最适生长温度为 28～30℃。光暗交替有利于该病原菌菌丝生长，菌丝体的致死温度为 52℃（10min）。孢子萌发最适合温度为 20～35℃，在这个温度范围内孢子萌发率均在 70％以上。该病原菌生长所需碳、氮源的研究表明，除了亚硝酸钠和尿素抑制其菌丝生长外，多种碳、氮源均对其菌丝生长有利，说明该病原菌菌丝生长并无特殊的营养需求。对该病原菌菌丝生长所需 pH 的研究表明，该病原菌菌丝在 pH 为 2.5～11.5 的 PDA 培养基上均能生长，其对酸碱度适应能力较广（图 3-2）。

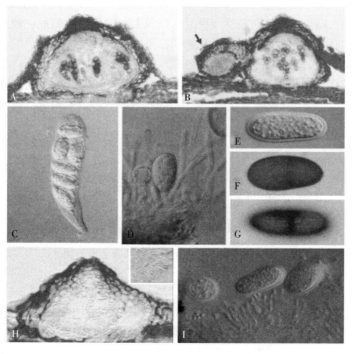

图 3-2　病原菌形态
A. 田间树皮上形成的子囊壳　B. 子囊壳与其精子器（箭头处）于田间树皮上
C. 子囊及子囊孢子　D～G. 子囊孢子单胞菌落产生的分生孢子及其侧丝
H. 田间树皮上产生的精子器及精子　I. 分生孢子及精子

第三节　快速分子检测

一、菌丝体的收集

供试菌株在 PDA 培养基上 28℃光照条件下培养 3d 后，沿菌落边缘切取 20 块 3mm×3mm 大小的菌丝块接种于马铃薯液体培养基（每 250mL 锥形瓶装 100mL），28℃，150r/min 条件下振荡培养，3d 后挑取瓶壁水面上沿的菌丝体，灭菌吸水纸吸干水分后装入 1.5mL 离心管，置于-20℃冰箱保存备用。

二、基因组 DNA 的提取

取-20℃保存的菌丝体于-20℃预冷的研钵中，加入少许灭菌石英砂，加入液氮，研磨，直至菌丝体变为细末，取 50μL 转移至灭菌的 2mL 离心管中；立即取 500μL 提取缓冲液加入离心管，振荡摇匀，加入 50μL 10%SDS 溶液，混匀，37℃，80r/min 摇荡 1h；加入 75μL 5mol/mL NaCl 溶液，混匀；加入 65μL 10% CTAB/NaCl 溶液，65℃水浴 20min；加入 700μL 氯仿/异戊醇（24：1），混匀 5min，13 000r/min 离心 12min，分 3 层；转移水状黏滞的上清液到另一灭菌的离心管中，加入 0.6 倍体积-20℃预冷的异丙醇，置于-20℃至少 1h，沉淀核酸；13 000r/min 离心 12min，倒掉上清液，用 70%乙醇洗涤沉淀 2~3 次，再用无水乙醇洗涤 1 次，把离心管开口倒放在灭菌的滤纸上干燥 10min；加入 50μL TE 回溶 DNA，4℃保存备用。

三、特异检测引物的设计

用通用引物 ITS1/ITS4 对番石榴焦腐病菌 DNA 进行 PCR 扩增，并对扩增产物克隆测序，根据测序结果，设计获得番石榴焦腐病菌的特异引物，上游引物 BF1：5′-TCCGGCCGCCAAAGGACC-3′；下游引物 BR1：5′-TCTTTGAGGCGCGTCCGCA-3′。

25μL 体系内含 2 个引物浓度各为 0.2μmol/L，模板 DNA 50ng，2.5μL 10× Taq Buffer（Takara），2.5mmol/L MgCl$_2$，100μmol/L dNTPs，1.25U Taq 酶（Takara），加石蜡油覆盖后，在 PCR 仪上按以下程序扩增：95℃预变性 5min；94℃变性 1min，55℃退火 30s，72℃延伸 1min，35 次循环；72℃延伸 10min，4℃保存待检测。同时设不加模板 DNA 的反应体系为阴性对照。

从鉴定为阳性克隆的菌落中，随机选取一个克隆委托上海生工生物工程技术有限公司测序。

四、特异性检测

用 DNAMAN 软件对测序结果及 GenBank 数据库中已登录的同属番石榴焦腐病菌 ITS 序列进行多重同源性比较，选取差异位点进行引物设计。用合成引物对参试菌株的基因组 DNA 进行扩增，检测其特异性。用不同的反应体系和循环参数进行 PCR 扩增，选择出最佳扩增条件。反应体系：10×Buffer 5μL，2.5mmol/L dNTPs 4μL，5mmol/L 引物 BF1 0.4μL，5mmol/L 引物 BR1 0.4μL，rTaq 0.4μL，模板 DNA 2μL，加 ddH$_2$O 至 50μL。反应程序：95℃变性 5min；94℃变性 1min，57℃复性 30s，72℃延伸 1min，30

个循环；最后 72℃ 延伸 10min。阴性对照用 ddH$_2$O 代替模板 DNA。扩增结束后取 10.0μL PCR 产物于含 0.5μg/mL EB 的 1.5% 琼脂糖中进行凝胶电泳，在凝胶成像系统上检测并拍照。

以设计的番石榴焦腐病菌特异引物 BF1/BR1 对参试的不同来源的番石榴焦腐病菌和其余的 7 种真菌及细菌进行了 PCR 扩增，结果表明，只有番石榴焦腐病菌能产生 1 条 287bp 的特异片段，其他参试菌株均无扩增产物（图 3-3）。说明该引物具有较强的特异性。

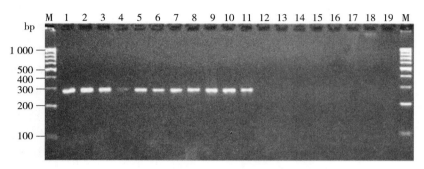

图 3-3　番石榴焦腐病菌的特异性检测

注：M 为 marker，泳道 1～11 为葡萄座腔菌，泳道 12 为胶孢炭疽菌，泳道 13 为腐霉菌，泳道 14 为辣椒疫霉，泳道 15 为青枯病菌，泳道 16 为尖镰孢，泳道 17 为香蕉枯萎病菌，泳道 18 为黄瓜疫病菌，泳道 19 为阴性对照。

五、灵敏度检测

用紫外分光光度计测定所提取番石榴焦腐病菌基因组 DNA 的 OD$_{260}$ 值，将浓度调整为 10μg/μL，并按 10 倍梯度（10^0～10^7）稀释为 10μg/μL、1μg/μL、100ng/μL、10ng/μL、1ng/μL、100pg/μL、10pg/μL、1pg/μL 备用。PCR 反应体系和反应程序同上。

为测定本研究建立的检测体系的灵敏度，将基因组 DNA 进行了梯度稀释，然后利用巢式 PCR 对引物特异性进行验证。第 1 次以 ITS1/ITS4 扩增时，以 1ng 至 10μg 的 DNA 为模板均能进行有效的 PCR 扩增，而第 2 次以 BF1/BR1 进行巢式 PCR 扩增后，在以第一次扩增后产物 1pg 的 DNA 为模板时仍然可以扩增到 287bp 的特异条带。可见，巢式 PCR 反应可以使检测灵敏度提高 1 000 倍，能够检测到 1pg 的基因组 DNA（图 3-4）。

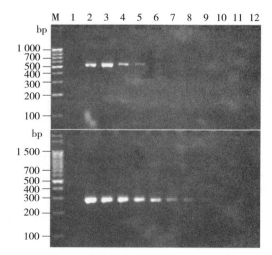

图 3-4　番石榴焦腐病菌的灵敏度检测

注：M 为 marker，泳道 1 为阴性对照，泳道 2～12 模板浓度分别为 10μg/μL、1μg/μL、100ng/μL、10ng/μL、1ng/μL、100pg/μL、10pg/μL、1pg/μL、100fg/μL、10fg/μL、1fg/μL。

六、自然发病番石榴果实的检测

选取疑似番石榴焦腐病症状的病果，从病健交界处挑取小块组织，经70%乙醇溶液消毒30s后接于 PDA 培养基上，将所接的平板和果实挑取位置对应编号，置28℃培养箱中培养，病果置4℃冰箱中冷藏，3～4d 后检查所接平板。病菌在 PDA 平板上生长迅速，菌落初生白色后逐渐变成灰黑色，3～4d 可长满直径9cm 的平板，依此特征能与其他菌区分开，根据此方法可确定番石榴果实上带有焦腐病菌的组织部位。切取带焦腐病菌的番石榴果实组织及健康果实组织，按 SDS-CTAB 改进法提取组织中的 DNA，然后分别以提取的 DNA 为模板进行 PCR 扩增。

从若干个疑似番石榴焦腐病症状的病果中共挑取了32块病健交界组织，进行病原菌的常规分离和鉴定，结果从24块病组织中分离出番石榴焦腐病菌，在此基础上从中随机挑取了若干块带有病原菌的番石榴组织和健康组织各 1g 提取 DNA，然后分别以带菌组织提取的 DNA 和健康番石榴果实基因组 DNA 为模板，用引物 BF1 和 BR1 进行 PCR 扩增，结果带病组织提取的 DNA 模板稀释到合适浓度均可扩增到特异带，以健康番石榴果实组织提取的 DNA 模板均无扩增结果（图 3-5）。表明所设计的引物 BF1 和 BR1 可准确检测到自然发病的番石榴果实组织中的病原菌。

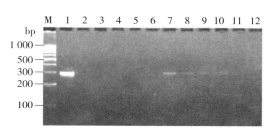

图 3-5　感病番石榴果实组织中病原菌的 PCR 检测

注：M 为 marker，泳道1为番石榴焦腐病菌 DNA，泳道2为番石榴健康组织 DNA，泳道3为空白对照，泳道4～12为发病组织，模板浓度分别为 $1ng/\mu L$、$10^{-1}ng/\mu L$、$10^{-2}ng/\mu L$、$10^{-3}ng/\mu L$、$10^{-4}ng/\mu L$、$10^{-5}ng/\mu L$、$10^{-6}ng/\mu L$、$10^{-7}ng/\mu L$、$10^{-8}ng/\mu L$。

七、环介导的恒温扩增（LAMP）检测

（一）LAMP 反应引物的设计

对番石榴焦腐病菌 ITS 序列进行扩增、克隆、测序，获得番石榴焦腐病菌 ITS 序列，应用在线 LAMP 引物设计软件 primer software PrimerExplorer V4（http：//primerexplorer.jp/elamp4.0.0/index.html；Eiken Chemical Co.，Japan）进行 LAMP 引物设计，引物序列见表3-1。

表 3-1　LAMP 引物序列

LAMP primer	Sequence（5′-3′）
F3	TGCCTGTTCGAGCGTCAT
B3	TCCGAGGTCAACCTTGAGAA
FIP	CACCGCCGAGGTCTTTGAGGTACAACCCTCAAGCTCTGCT
BIP	GCTGTTCAGCCCTCAAGCGTGTTCAGAAGGTTCGTCCGG

（二）LAMP 反应体系的建立

通过对反应温度进行优化，最终确定 LAMP 引物最佳反应温度为 64℃。最终优化后用于检测番石榴焦腐病菌的 LAMP 最佳反应体系（25μL）为：1×Thermolpol，甜菜碱 0.8mol/L，硫酸镁 8.0mmol/L，*Bst* 聚合酶 6U，dNTPs 1.0 mmol/L，FIP 和 BIP 各 1.6mmol/L，F3 和 B3 各 0.2mmol/L，模板 DNA 2.0μL（50～100ng/μL），钙黄绿素 50μmol/L，氯化锰 500μmol/L，无菌水补至 25μL。反应程序为：64℃ 1h，85℃ 10min。反应效果如图 3-6 所示。

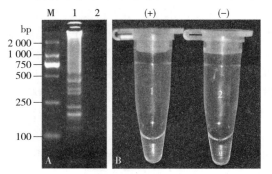

图 3-6　番石榴焦腐病菌 LAMP 检测
A. 扩增后电泳检测结果　B. 染料检测结果

（三）特异性检测

在钙黄绿素指示剂的作用下，15 个不同地理来源的番石榴焦腐病菌 LAMP 检测均显示绿色，而阴性对照和其他 26 个病原菌 LAMP 检测均显示橘黄色，部分结果如图 3-7。用含 0.5g/mL EB 的 2.0%琼脂糖凝胶电泳检测结果显示，番石榴焦腐病菌 LAMP 扩增产物均出现梯度条带，阴性对照和其他 26 个病原菌则没有出现任何条带，部分结果如图 3-7。结果表明，该 LAMP 引物能够特异性的检测不同地理来源的番石榴焦腐病菌。

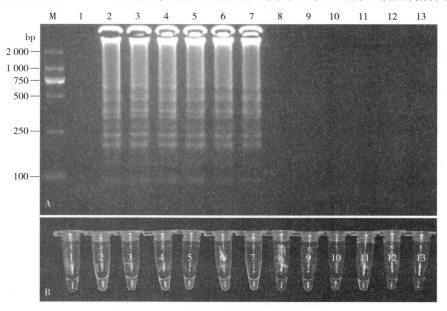

图 3-7　番石榴焦腐病菌 LAMP 检测实例
A. 扩增后电泳检测结果　B. 染料检测结果

（陈庆河，翁启勇，李本金，刘裴清）

◆ 主要参考文献

蔡笃鑫.2003.番石榴果实黑腐病病原鉴定、生理特性及防治之探讨［D］.高雄："国立高雄师范大学".

高新明，陈庆河，李本金，等.2010.番石榴焦腐病菌生物学特性及其室内药剂筛选［J］.云南农业大学学报，25（增刊）：13-16.

高新明，李本金，兰成忠，等.2011.番石榴焦腐病菌的ITS分析及PCR检测［J］.植物保护学报，38（3）：227-232.

郭章信.1998.*Botryodiplodia theobromae*引起的菜豆苗茎枯病［J］.植物病理学会刊（台湾），40：315-327.

刘任，戚佩坤，梁关生，等.1996.番石榴茎溃疡病病原鉴定［J］.华南农业大学学报，17（2）：65-69.

戚佩坤.2000.广东果树真菌病害志［M］.北京：中国农业出版社.

王智立，谢鸿业.2006.由*Botryosphaeria rhodina*引起的番石榴茎溃疡病及其病原性测定［J］.植物病理学会刊，15（4）：219-230.

张居念，林河通，谢联辉，等.2005.龙眼焦腐病菌及其生物学特性［J］.福建农林大学学报（自然科学版），34（4）：425-429.

Davis R M，Farrald C J，Davila D. 1987. *Botryodiplodia* trunk lesions in Texas citrus［J］. Plant Disease，71（9）：848-849.

Punithalingam E. 1976. *Botryodiplodia theobromae* CMI descriptions of pathogenic fungi and bacteria［M］. Kew，UK：Commonwealth Mycological Institute，No. 519.

第四章
芒果炭疽病菌快速检测

第一节 概　　述

　　芒果具有"热带果王"的美称，在热带、亚热带地区出口水果中占有重要的地位。但它在整个生长发育期均可能受到病害的侵染，芒果炭疽病是其采后的最重要病害。芒果在幼果期受到炭疽病菌的潜伏侵染，在采后的储藏、运输过程中，果实后熟时开始发病腐烂、产生大批烂果而造成严重的经济损失，国内外均有此病发生的报道。从病原控制的角度来探讨芒果炭疽病的防治策略，对芒果炭疽病菌的早期检测具有重要意义。

　　目前，我国科研人员主要采取传统的植物病原检测技术，传统的检测方法是依据症状、病原形态，在培养基上直接分离培养，然后在室内通过形态学和生理学性状特征鉴定，再结合致病性测定，这种检测方法耗时较长，且必须拥有病原菌详细的分类资料，鉴定时还受到其他因子的干扰，如种内不同菌株间生物学性状变异较大，而且不能直接从植物组织中检测出病原菌，满足不了病害控制中快速、灵敏、稳定的检测要求。免疫血清学鉴定方法特异性较差，常常受到相似种的干扰，也受到抗血清质量的影响，血清学检测结果的准确性取决于抗血清的质量。

　　近年来国内外在分子快速检测方面取得了一定的进展，尤其是多聚酶链式反应（PCR）技术，在植物病原检测中的应用日臻完善，专化性引物 PCR 技术甚至不需要纯培养，可直接从样品浸提液中对靶标病原物进行特异性扩增。本章主要介绍基于 PCR 技术的胶孢炭疽菌的快速检测。

第二节　形态检测

　　胶孢炭疽菌（*Colletotrichum gloeosporioides*）与尖孢炭疽菌（*Colletotrichum acutatum*）均可单独或复合侵染芒果，引起芒果炭疽病。其中，以胶孢炭疽菌为多见。

　　采集的芒果炭疽病样可用组织分离法进行病菌分离。以病果为例：将采集的发病芒果实用无菌水清洗，75％乙醇擦洗病斑部分，用灭菌刀片在病健交接部位切取数块 3mm×3mm 大小的果皮组织，经 75％乙醇消毒、无菌水漂洗后置于含 200μg/mL 链霉素的 PDA 平板培养基上，28℃恒温培养箱中培养。2d 后，挑取病组织周围长出的菌丝尖端置于 PDA 平板培养基上，28℃恒温培养箱中培养至产生分生孢子。挑取少许孢子，配制每毫升约 50 个孢子的悬浮液，吸取 20μL 孢子悬浮液置于 PDA 平板培养基上，用涂布器涂板，在 28℃恒温培养箱中培养 6h 后在显微镜下观察到长出芽管的单个孢子，用记号笔在培养皿底部标记，挑出记号圈内的培养基转到斜面培养基上，得到单孢菌株。待单孢菌株菌落长到斜面的 2/3 时，可以直接扩繁或置于冰箱中保存。扩繁时，用接种针挑取斜面菌种边缘约 5mm×5mm 的菌块，转移至 PDA 平板培养基中央，置于 26℃恒温培养箱中培养 6～8d。按无菌操作，用接种针从 PDA 平板纯培养的胶孢炭疽菌菌落中切取（或使用消毒过的打孔器）若干菌丝块，接到 PD 液体培养基中，在 26℃，100r/min 条件下培养 5～7d。

将分离的病原菌在 PDA 平板培养基上，26～28℃下培养，发现菌落生长较慢，边缘整齐，菌丝呈绒毛状，由白色渐至浅褐色，基质由白色变至暗绿色，在 PDA 培养基上生长 7d 可产生孢子。显微镜下观察病菌菌丝呈圆筒形，有隔膜和分枝，直径为 3.2～6.5μm。分生孢子单胞透明，呈椭圆形或棍棒形，直立或中间略凹，每个孢子有 1～2 个油球，大小为（13.31～21.05）μm×（5.26～7.89）μm（图 4-1）。

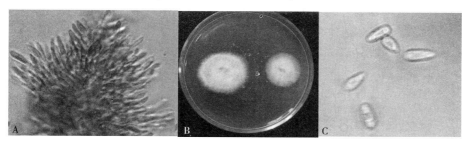

图 4-1　胶孢炭疽菌形态
A. 病果上挑取的分生孢子团　B. 人工培养基的菌落　C. 病组织产生的孢子

第三节　快速分子检测

一、菌株的培养及菌丝的收集

将供试菌株转至 PDA 平板培养基上，温度为 25℃，在黑暗条件下生长 3d 后从菌落边缘切取 10 块 2mm×2mm 的菌丝块转至 PDB（马铃薯葡萄糖液体培养基）中，在 25℃下振荡培养 7d，过滤收集菌丝，经冷冻抽干并研磨成菌丝粉，在-20℃低温保存备用。

二、基因组 DNA 的提取

取液体振荡培养的菌丝，用 2 层纱布过滤，除去培养基，无菌水冲洗 1～2 次，用吸水纸吸干；用研钵加液氮研磨，至磨碎为止。

将磨碎的菌丝粉末装入 50mL 离心管中，加入 4mL CTAB；65℃水浴 30min，每隔 10min 颠翻离心管混匀一次；加 4mL CIA，置于通风柜内 1～2min，盖好盖，置摇床上轻摇 15～20min，10 000r/min 离心 10min；吸取上清，转移至新离心管中；上清可用 CIA 重新抽提一次。

上清液加入等体积的异丙醇，使核酸充分沉淀，轻轻颠倒混匀，静置 5min 后，10 000r/min 离心 10min，弃上清液；用 75％乙醇充分洗涤后，将其转移至 1.5mL 离心管中，离心，甩干水分；用 200μL 高盐 TE 溶解 DNA 沉淀。

加入 RNA 酶，使终浓度为 20μg/mL，37℃水浴 60min，加入 1/10 体积的 3mol/L NaAc（pH5.2）、2 倍体积的无水乙醇，轻轻混匀，-20℃静置 1～2h，直至出现絮状沉淀；10 000r/min 离心 10min，收集沉淀，用 75％乙醇洗涤充分，风干。

加入 100μL TE 缓冲液使 DNA 沉淀充分溶解, −20℃冰冻保存。

三、特异检测引物的设计

胶孢炭疽菌分子检测的特异引物序列为 ITS1: 5′-TCCGTAGGTGAACCTGCGG-3′; ITS2: 5′-TCCTCCGCTTATTGATATGC-3′。

四、PCR 扩增体系

利用设计的引物进行 PCR 扩增, 其反应体系总体积 10.0μL, 包括 Dream *Taq* 0.1μL, 引物 ITS1 0.25μL, 引物 ITS2 0.25μL, dNTP 0.2μL, 模板 1.0 μL, ddH$_2$O 7.2μL。PCR 反应条件为: 94℃预变性 5min; 94℃变性 30s, 58℃退火 30s, 72℃延伸 30s, 共 34 个循环; 72℃延伸 10min; 16℃冷却 2h。

琼脂糖凝胶电泳检测。

于 30mL 1×TAE 缓冲液中加入 0.2g 琼脂糖, 加热 1min 使琼脂糖完全溶解, 即刻倒入制胶板中并插入合适的孔梳, 室温晾至胶体凝固。

加 5μL 10×loading buffer 于 PCR 产物中, 使其充分混匀。

拔出孔梳, 在 1×TAE 电泳缓冲液中将反应产物依序点样于凝胶孔中, 同时点样 DNA Marker 以判断条带的分子量大小。

150V, 电泳 15~20min。

五、检测的特异性

利用该引物进行扩增, 除了来自我国的芒果胶孢炭疽菌菌株可特异地扩增出 560bp 的特异性条带产物外, 阴性及清水对照则无, 表明 PCR 扩增反应正常; 供试菌出现与阳性对照相同大小的 560bp 特异性条带, 则判定样品为阳性, 表明供测菌为胶孢炭疽菌; 供试样品未出现与阳性对照相同大小的 560bp 特异性条带, 则判定样品为阴性, 表明供测菌非胶孢炭疽菌（图 4-2）。

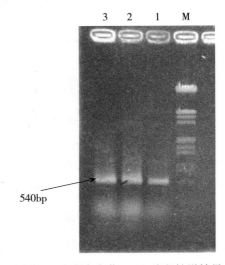

图 4-2　胶孢炭疽菌 DNA 片段扩增结果

注: M 为 marker, 泳道 1、2、3 分别为胶孢炭疽菌 DNA 的 PCR 扩增三个重复。

（许文耀）

◆ 主要参考文献

邓卫利, 杨胜远, 熊德元, 等 .1999. 广西芒果炭疽病菌的生物学鉴定 [J]. 广西大学学报, 24: 145-147.

符斋, 罗霓 .2010. 芒果炭疽病病原菌鉴定及生物学特性研究 [J]. 中国南方果树, 39 (5): 62-64.

胡新文，江华，黄贵修 . 2005. 芒果炭疽菌随机扩增多态 DNA 分析〔J〕. 热带作物学报，26（1）：38-42.

蒋军喜，李诚，宋水林 . 2012. 江西瑞昌山药炭疽病菌的形态及分子鉴定〔J〕. 生物灾害科学（1）：37-39.

肖倩纯，余卓桐，郑建华，等 . 1995. 芒果病害种类及其病原物鉴定〔J〕. 热带作物学报，16（1）：77-82.

第五章
辣椒疫霉快速检测

第一节 概　　述

辣椒疫病是一种世界范围内普遍发生的毁灭性病害，引起辣椒疫病的辣椒疫霉（*Phytophthora capsici* Leonian）属于植物病原卵菌（Leonian，1922）。辣椒疫霉首先于1918年在美国新墨西哥州发现，随后在世界各地均有报道。台湾和大陆的研究人员共同发现，为害两岸的生理小种以 Race3 占优势（兰成忠 等，2012；李智军 等，2007）。辣椒疫霉以卵孢子或厚垣孢子在土壤病残体中越冬，可以存活数月甚至更长时间，寄主范围广，主要侵染辣椒、番茄、茄子、黄瓜、南瓜等多种重要蔬菜（Jackson et al.，2012）。辣椒疫病在露地和保护地均能发生，该病的流行致使辣椒种植业损失严重，一般病株率为15%～30%，严重时达80%以上。自1980年以来，辣椒疫病在福建蔬菜种植区域发病程度日趋加重（张琦，2001）。因此，预防与控制由辣椒疫霉引起的蔬菜疫病成为保障福建蔬菜生产的重要任务（图5-1）。

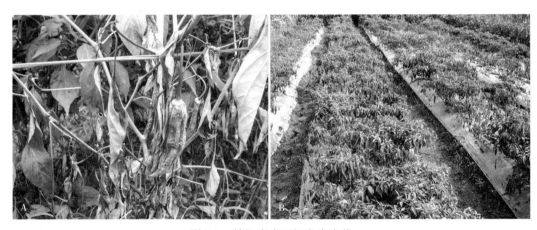

图 5-1　辣椒疫病田间发病症状
A. 单株症状　B. 田间发病和未发病的辣椒对比

第二节　形态检测

辣椒疫霉属于卵菌。菌丝初为单胞，无色透明，偶有瘤状或结节状突起，丝状无隔，分枝，老龄后生成隔膜，膨大菌丝珊瑚状，多数基部分枝处缢缩，平均宽 $5.7\mu m$，孢囊梗不分枝，顶生孢子囊，成熟后便脱落，菌丝状。孢子囊大小形状变化较大，大小为（20.5～105）$\mu m \times$（13.3～53.0）μm，有卵形、倒梨形、椭圆形，乳突明显，半球形，有 1 个，少数有 2 个，高度 3~5μm。平均厚度大于 4μm。孢子囊脱落具长柄，平均柄长大于 20μm，淡黄色。有性态为异宗配合，藏卵器球形，稍具棱角，淡黄色或无色，直径为 17.4~44.6μm。卵孢子球形，金黄色，雄器围生，无色，单胞，侧生下位，大小为 (16~18) μm× (15~16) μm（图 5-2）。环境生长不利时，可形成少量的厚壁孢子（李立凤，2010；彭化贤，2005；肖爱萍 等，2006；张政兵，2004）。

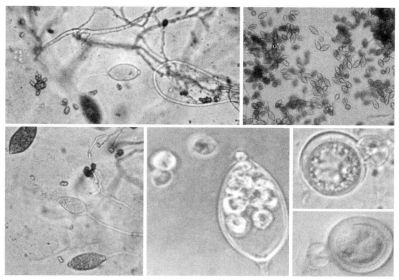

图 5-2　辣椒疫霉形态特征

第三节　快速分子检测

我国在辣椒疫霉快速分子检测方面研究甚少，目前对辣椒疫霉的检测大多仍沿用传统的培养及鉴定方法，传统的病原菌检测技术是在分离得到病原物的基础上，通过形态学观察和柯赫氏法则来判断病原物的种类（Gevens et al.，2007；Sutherland et al.，1991）。整个过程常常需要耗费大量的劳动力和时间，一般需要几天才能完成。同时，还要求操作者具备专业的病原菌分离、形态学鉴定知识和丰富的经验，因此难以满足基层或田间对辣椒疫病诊断的实际需要（Hausbeck et al.，2004）。因此，建立一套快速、灵敏、准确的辣椒疫霉检测诊断技术不仅非常必要，而且十分迫切。

PCR 技术在植物病原诊断上具有快速、灵敏、准确的优势，但是 PCR 检测需要 PCR 仪、电泳和凝胶成像系统等昂贵的专业仪器和分子生物学试剂，同时还需配备专业的分子生物学实验操作人员，因此 PCR 检测方法在基层或田间推广受限（Tooley et al.，1997；Zhang et al.，2006）。循环恒温扩增技术（LAMP）是 2000 年由日本荣研株式会社 Notomi 等人开发的一种新型循环恒温核酸扩增技术（Notomi et al.，2000）。LAMP 反应针对靶基因的 6 个位点设计出 4 条特异引物，利用一种链式置换活性的 DNA 聚合酶（*Bst* DNA 聚合酶），在恒温条件下（60~65℃）保温 30~90min，即可完成扩增反应。LAMP 反应具有高效性和等温快速扩增的特点，在 90min 内可扩增 $10^9 \sim 10^{10}$ 倍产物。同时，LAMP 扩增产物的检测一般采用荧光染料目测观察、琼脂糖凝胶电泳和浊度观察等方法，肉眼即可判断阳性结果（Chen et al.，2013）。由于 LAMP 反应简单、快速、高效、经济等优点，具有极为广泛的应用前景。目前 LAMP 检测主要应用于人畜病原物、食品安全和环境卫生的检测，在植物病原菌检测中报道极少，辣椒疫霉的检测国内外均未见报道。

一、辣椒疫霉 DNA 的提取

辣椒感病组织中辣椒疫霉 DNA 提取采用 NaOH 快速裂解法，具体过程如下：将辣椒病叶或病茎洗净、晾干，剪取发病部位；按 1mg 病叶加入 $10\mu L$（0.5mol/L NaOH，0.5％PVP）计量，将组织充分磨碎成糊，在 12 000g 离心机中离心 5min；取上清 $20\mu L$ 与等体积的 0.1 mol/L Tris-HCl（pH＝8.0）混合；稀释 10 倍、100 倍、1 000 倍，分别取 $1\mu L$ 原液、10 倍液、100 倍液、1 000 倍液作为 PCR 模板进行扩增。

土壤中辣椒疫霉 DNA 的提取采用土壤 DNA 提取法，具体方法如下：取过筛的土壤冷冻抽干 24～48h 后加少量石英砂，倒入液氮充分研磨，将研磨后的土壤细粉分装至 1.5mL 离心管中，每管加入 $500\mu L$ 0.4％脱脂奶粉溶液，涡旋混匀。12 000r/min 离心 15min 后，取上清加入等体积蛋白酶 K 缓冲液，加终浓度为 $10\mu g/mL$ 蛋白酶 K，55℃水浴 1～3h。水浴结束后，加入 1/2 体积的 7.5mol/L NH_4Ac 溶液，上下颠倒混匀。12 000r/min 离心 15min 后，吸上清，加 2 倍体积无水乙醇－20℃沉淀。沉淀 1.5h 后，12 000r/min 离心 15min。用 70％乙醇洗涤沉淀后倾去，室温晾干。每份样品所提 DNA 用 $10\mu L$ TE（或无菌超纯水）溶解，－20℃保存备用。

二、巢式 PCR 检测体系的建立

（一）引物设计

根据 GenBank 中 *Phyophthora* 属不同种的 *Ytp 1* 基因序列（登录号：DQ162953、DQ270307、DQ270301、DQ270324、DQ162960、DQ162954、DQ162912、DQ162959 和 DQ162958 等）间的差异，设计特异性引物 PC1F/PC1R 及 PC1F/PC2R，序列为 PC1F：5′-GTATAGCAGAGGTTTAGTGAA-3′；PC1R：5′-GACGTTTTAGTTAGAGCACT-G3′；PC2R：5′-ACTGAAGTTCTGCGTGCGTT-3′。

（二）巢式 PCR 反应

以 PC1F/PC2R 作为第一轮反应引物，反应体系 $25\mu L$（100ng DNA、$0.5\mu mol/L$ 引物、$50\mu mol/L$ dNTP、$2.5\mu L$ 10×PCR 反应缓冲液、2mmol/L Mg^{2+}、1.25U *Taq* 酶），反应程序为：95℃预变性 5min；94℃变性 1min，60℃退火 30s，72℃延伸 1min，共 35 个循环；最后 72℃延伸 10min。然后取 $1\mu L$ PCR 产物为模板与引物 PCA1F/PCA1R（5′-GACGTTTTAGTTAGAGCACTG-3′）进行套式 PCR 扩增，体系及程序同上。

三、LAMP 检测体系的建立

（一）引物设计

从 GenBank 中下载辣椒疫霉 ITS 基因（登录号：FN257934）序列，根据辣椒疫霉

ITS 基因序列，采用 PrimerExplorer V4 软件设计一种 LAMP 检测引物，包括 2 条外引物（F3 和 B3）和 2 条内引物（FIP 和 BIP），引物序列分别为 F3：5′-TTGG CTTCGGCTGAACAG-3′；B3：5′-GCGGGAAATTCTTGCCTGAA-3′；FIP：5′-CGC AACAGCAAAGCCGATTCAAATGCTTTTCCTGCTGTGGC-3′；BIP：5′-GGCTGTC GAGGGTCGATCCAAGGTCCAATTGAGATGCGC-3′。

（二）LAMP 反应

LAMP 反应体系 25μL，其中 F3 与 B3 各 0.25～0.30μmol/L，FIP 与 BIP 各 1.6～1.8μmol/L，20mmol/L Tris-HCl，10mmol/L（NH_4）$_2SO_4$，10mmol/L KCl，8mmol/L $MgSO_4$，0.1% Tween-20，0.8mol/L Betaine，1.4 mmol/L dNTPs，8U *Bst* DNA 聚合酶大片段，10～50ng DNA 模板，不足部分用无菌双蒸水补足；LAMP 反应条件为在 60～65℃温育 30～90min，80℃保温 5～10min。

四、引物特异性验证

引物 PC1F/PC2R 只能特异性地从供试的 12 个辣椒疫霉 DNA 中扩增出 352bp 的条带，而其他疫霉及阴性对照均无扩增条带（图 5-3A）。而在 LAMP 检测反应中，除了辣椒疫霉显色结果可观察到绿色荧光或琼脂糖凝胶电泳检测出现 LAMP 特征性的梯形带外，11 种其他卵菌及 22 种真菌菌株显色结果为橙色或琼脂糖凝胶电泳没有出现扩增条带，部分结果见图 5-3B。上述结果说明巢式 PCR 和 LAMP 引物具有很强的特异性，可被用于生产实践中发病组织及土壤中辣椒疫霉快速可靠的检测和鉴定。

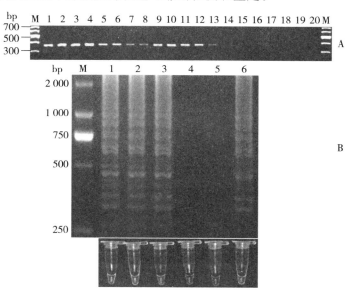

图 5-3　辣椒疫霉 PCR 和 LAMP 检测特异性
A. 引物 PC1F/PC2R 扩增后检测结果　B. LAMP 检测显色结果
注：A 中 M 为 marker，泳道 1～13 为辣椒疫霉，泳道 14～19 分别为 *P. sojae*、*P. parasitica*、*P. infestans*、*P. cactorum*、*P. drechsler*i、*P. boehmeriae*，泳道 20 为阴性对照；B 中 M 为 marker，泳道 1、2、3、6 为辣椒疫霉，泳道 4 为其他卵菌和真菌，泳道 5 为阴性对照。

五、巢式 PCR 和 LAMP 灵敏度检测

采用 10 倍浓度系列稀释法将提取的辣椒疫霉 DNA 稀释成 10ng、1ng、100pg、10pg、1pg、100fg、10fg 和 1fg 等不同浓度梯度，从每一浓度的基因组 DNA 中取 1μL 作为模板，以 25μL 的反应体系进行扩增，当以特异引物 PCA1F/PCA2R 或 PCA1F/PCA1R 进行常规 PCR 扩增时，反应灵敏度可以达到 10pg。进一步以 PCA1F/PCA2R 作为引物进行第一轮扩增得到的 PCR 产物作为模板，以 PCA1F/PCA1R 作为第二轮扩增引物进行巢式 PCR 扩增，其灵敏度达到 10fg（图 5-4A）。辣椒疫霉 LAMP 灵敏度检测显色结果可观察到绿色荧光或琼脂糖凝胶电泳出现 LAMP 特征性的梯形带，检测灵敏度可达 10fg。

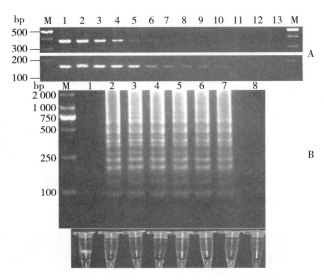

图 5-4　辣椒疫霉巢式 PCR 和 LAMP 检测灵敏度

A. 引物 PC1F/PC1R 和 PC1F/PC2R 两轮扩增后检测结果　B. LAMP 检测显色结果

注：A 中 M 为 marker，泳道 1～12 DNA 浓度分别为每 25μL 10μg、1μg、100ng、10ng、1ng、100pg、10pg、1pg、100fg、10fg、1fg 和 100ag，泳道 13 为阴性对照；B 中 M 为 marker，泳道 1 为阴性对照，泳道 2～8 DNA 浓度分别为每 25μL 1ng、100pg、10pg、1pg、100fg、10fg 和 1fg。

六、发病组织或土壤中辣椒疫霉的检测

如图 5-5 所示，发病组织或土壤中感染辣椒疫霉，显色结果可观察到绿色荧光或琼脂糖凝胶电泳出现 LAMP 特征性的梯形带，健康组织显色结果则观察到橙色荧光或琼脂糖凝胶电泳未出现 LAMP 特征性的梯形带。

准确、快速、灵敏是评价一种植物病原菌鉴定方法先进与否、能否被普遍采用的三个决定性因素（Martin et al.，2012）。传统的诸如形态观察、症状判断、生物学特性检测等方法由于其时效性问题，存在很大的局限性。分子生物学的发展，尤其是基于 PCR 的检测技术具有快速、准确、灵敏而倍受重视（Silvar et al.，2005；Tooley et al.，1997；Trout et al.，1997）。基层苗术调运过程中，针对有病原菌感染但是没有病症的种子或苗木，传统的检测方法很难派上用场，而分子检测方法则能灵敏地检测到待检样本中微量病

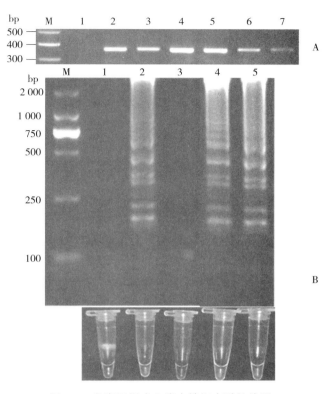

图 5-5　发病组织或土壤中辣椒疫霉的检测

A. PCR 扩增后检测结果　B. LAMP 检测显色结果

注：A 中 M 为 DNA ladder marker，泳道 1 为阴性对照，泳道 2、3、4 为发病组织中提取的 DNA，泳道 5、6、7 为感病土壤中提取的 DNA；B 中 M 为 DL 2000 DNA marker，泳道 1 和 3 为阴性对照，泳道 2 为阳性对照，泳道 4 和 5 分别为发病组织和土壤中提取的 DNA。

原菌的存在（Chen et al.，2013；Dai et al.，2012）。PCR 技术虽然好用，但是根据不同的靶标位点设计特异性的引物是 PCR 检测成功的关键。大量的研究表明，ITS 序列在种内保守，种间却存在变异性；*YPT 1* 基因含有多个内含子，这些内含子在不同种之间具有多变性，因此根据上述序列能够设计出特异性的检测引物。Wang 等根据大豆疫霉 ITS 序列建立了大豆疫霉 ITS 分子检测程序（王立安，2004）；Zeng 等基于小麦白粉病菌 rDNA ITS 序列设计出了其 PCR 分子检测引物（张琦，2001）；Zhang 等根据冬生疫霉和其他疫霉的 ITS 序列，在此基础上设计了一对检测冬生疫霉的特异性引物 751F/752 R（张海峰 等，2008）；Meng 等根据烟草疫霉 *YPT 1* 基因设计了特异性的分子检测方法（Meng et al.，2010）。本章内容所进行的研究根据 ITS 序列和 *YPT 1* 基因所设计的引物均有特异性，常规 PCR 的灵敏度为：10pg DNA 25μL 反应体系，巢式 PCR 的灵敏度为：10fg DNA 25μL 反应体系，LAMP 检测的灵敏度和巢式 PCR 相同，是普通 PCR 的 1 000 倍。同时，三种检测方法均能检测出发病植物组织和带菌土壤中的辣椒疫霉，实现对辣椒疫病的快速检测和准确鉴定。另外，辣椒疫霉是一种多寄主病原微生物，除侵染辣椒（*Capsicum annuum*）外，还可侵染茄科（Solanaceae）和葫芦科（Cucubitaccae）的番茄、茄子、西瓜和葫芦等，上述检测方法还可用于检测其他寄主作物上的辣椒疫霉。

　　实时荧光定量 PCR 技术虽然能够精确的检测出病菌含量情况（Ruiz-Ruiz et al.，2009；Silvar et al.，2005），但是其需要依赖昂贵的定量 PCR 仪、专业的操作人员和大量的实验室设备。而 LAMP 不依赖昂贵的 PCR 仪，只需要简单的控温设备，大大降低仪器的投入成本。本研究建立的 LAMP 扩增检测方法是一种新型的检测方法，65℃恒温下60min 就可以完成扩增，检出 10fg DNA 的存在。该方法具有快速、准确、灵敏、便捷的优点，可以满足基层及田间对该病菌快速检测的需求，在防止外来生物入侵、国内疫区病原菌检测及国际贸易交往等方面均有重要作用。

（刘裴清，陈庆河，翁启勇，李本金）

◆ 主要参考文献

兰成忠，刘裴清，李本金，等 . 2012. 福建省辣椒疫霉菌群体结构表型特征分析［J］. 植物保护学报（6）：513-517.

李立凤 . 2010. 辣椒疫病病原菌鉴定及抗源筛选［D］. 哈尔滨：东北农业大学 .

李智军，龙卫平，郑锦荣，等 . 2007. 广东辣椒疫霉菌分离鉴定及其致病力和生理小种分化研究［J］. 华南农业大学学报（1）：50-54.

彭化贤，刘波微，李薇 . 2005. 四川辣椒疫霉菌生物学特性和辣椒抗霉疫病性鉴定方法初探［J］. 云南农业大学学报（1）：140-144.

王立安，张文利，王源超，等 . 2004. 大豆疫霉的 ITS 分子检测［J］. 南京农业大学学报（3）：38-41.

肖爱萍，游春平，李庚花，等 . 2006. 2 株不同地区辣椒疫霉菌株生物学性状初步研究［J］. 江西农业大学学报（3）：368-372.

张海峰，任众，刘翔，等 . 2008. 冬生疫霉（*Phytophthora hibernalis*）的快速分子检测［J］. 植物病理学报（3）：231-237.

张琦，范仁俊，马苍江，等 . 2001. 辣椒疫霉病的危害及全期控制措施［J］. 现代农业（7）：20.

张政兵 . 2004. 辣椒疫霉菌生物学特性及辣椒疫病的化学防治研究［D］. 长沙：湖南农业大学 .

Chen Q，Li B，Liu P，et al. 2013. Development and evaluation of specific PCR and LAMP assays for the rapid detection of *Phytophthora melonis*［J］. European Journal of Plant Pathology，137：597-607.

Dai T T，Lu C C，Lu J，et al. 2012. Development of a loop-mediated isothermal amplification assay for detection of *Phytophthora sojae*［J］. FEMS Microbiology Letters，334：27-34.

Gevens A，Donahoo R，Lamour K，et al. 2007. Characterization of *Phytophthora capsici* from Michigan surface irrigation water［J］. Phytopathology，97：421-428.

Hausbeck M K，Lamour K H. 2004. *Phytophthora capsici* on vegetable crops：research progress and management challenges［J］. Plant Disease，88：1292-1303.

Jackson K，Yin J，Ji P. 2012. Sensitivity of *Phytophthora capsici* on vegetable crops in Georgia to mandipropamid，dimethomorph，and cyazofamid［J］. Plant Disease，96：1337-1342.

Leonian L H. 1922. Stem and fruit blight of peppers caused by *Phytophthora capsici* sp. nov［J］. Phytopathology，12：401-408.

Martin F N，Abad Z G，Balci Y，et al. 2012. Identification and detection of *Phytophthora*：reviewing our progress，identifying our needs［J］. Plant Disease，96：1080-1103.

Meng J，Wang Y. 2010. Rapid detection of *Phytophthora nicotianae* in infected tobacco tissues and soil samples based on its *Ypt1* gene［J］. Journal of Phytopathology，158：1-7.

Notomi T, Okayama H, Masubuchi H, et al. 2000. Loop-mediated isothermal amplification of DNA [J]. Nucleic Acids Research, 28: e63-e63.

Ruiz-Ruiz S, Moreno P, Guerri J, et al. 2009. Discrimination between mild and severe *Citrus tristeza virus* isolates with a rapid and highly specific real-time reverse transcription-polymerase chain reaction method using TaqMan LNA probes [J]. Phytopathology, 99: 307-315.

Silvar C, Díaz J, Merino F. 2005. Real-time polymerase chain reaction quantification of *Phytophthora capsici* in different pepper genotypes [J]. Phytopathology, 95: 1423-1429.

Sutherland E, Papavizas G. 1991. Evaluation of oospore hyperparasites for the control of Phytophthora crown rot of pepper [J]. Journal of Phytopathology, 131: 33-39.

Tooley P, Bunyard B, Carras M, et al. 1997. Development of PCR primers from internal transcribed spacer region 2 for detection of *Phytophthora* species infecting potatoes [J]. Applied and Environmental Microbiology, 63: 1467-1475.

Trout C, Ristaino J, Madritch M, et al. 1997. Rapid detection of *Phytophthora* infestans in late blight-infected potato and tomato using PCR [J]. Plant Disease, 81: 1042-1048.

Zhang Z, Li Y, Fan H, et al. 2006. Molecular detection of *Phytophthora capsici* in infected plant tissues, soil and water [J]. Plant Pathology, 55: 770-775.

第六章
西瓜细菌性果斑病菌快速检测

第一节 概 述

西瓜细菌性果斑病是由燕麦嗜酸菌西瓜亚种（*Acidovorax avenae* subsp. *citrulli*，简称 Aac）侵染引起的一种病害，可以严重为害西瓜的叶片和果实，造成大量减产。最早于1969 年由 Crall 和 Schenck 在美国佛罗里达州发现，没有对病原菌进行鉴定，他们只是描述了病害的症状。1988 年 Wall 和 Santos 在关岛报道了西瓜细菌性果斑病的发生情况，并首次将病原菌鉴定为类产碱假单胞菌西瓜亚种（*Pseudomonas pseudoalcaligenes* subsp. *citrulli*）。1992 年 Wilems 等人根据西瓜果斑病病原菌的 rRNA-DNA 和 DNA-DNA 分子杂交的研究结果，将其更名为燕麦嗜酸菌西瓜亚种（*Acidovorax avenae* subsp. *citrulli*）。从 1987 年开始，该病在国内的发生和为害情况就不断有人发现和报道（张老章 等，1992）。1998 年张荣意等对海南省乐东和东方两县采集的 3 个菌株进行了鉴定，将病原菌鉴定为（*Acidovorax avenae* subsp. *citrulli*）。目前该病害在我国的分布地区有台湾、福建、香港、海南、山西、陕西、河北、吉林、沈阳、内蒙古、新疆等（林伟丽 等，2006）。2002 年年底至 2003 年早春，在海南、山东、江苏、北京等地，该病造成了大量的嫁接幼苗死亡，仅海南与山东嫁接幼苗就损失 800 多万棵，经济损失在 500 万元以上。蔡学清等（2006）通过生理生化的测定，确认 2004 年在福建省霞浦县和南平市等地发生了西瓜细菌性果斑病。2006 年西瓜细菌性果斑病菌被农业部列入我国对内和对外的重要植物检疫性有害生物，2007 年被国家质检总局列入我国对内和对外的重要植物检疫性有害生物。

自从发现西瓜细菌性果斑病以来，各国研究人员便对其检测技术进行研究，传统的检测方法是对病原菌进行分离培养和纯化，之后进行致病性测定，选择有致病性的菌株再进行各种生理生化测定。但是存在着敏感性不高、测试项目多、费时费力等问题。回文广等（2007）的研究表明，哈密瓜细菌性果斑病菌在 ASCM 固体培养基上可以形成蓝绿色的菌落。利用显色培养基检测微生物也是国内外研究的热点（杨继勇 等，2003；吴多荣 等，2003；吴清平 等，2005；肖辉川 等，2006；陈茂义 等，2008）。显色培养的原理是根据微生物胞内酶的种类和反应条件，将微生物特异性酶的底物加入到分离培养基中，添加的底物由发色基团和微生物可代谢物质组成，通常为无色，但在微生物产生的特异性酶的作用下会显示出一定的颜色，观察菌落的颜色即可以对微生物作出初步的判断（张淑红 等，2006）。

目前现代生物学技术已经开始应用于果斑病菌的检测（任毓忠 等，2004；王政 等，2005；闻慧 等，2007）。根据 16S rDNA 设计的引物，冯建军等（2006）使用 TaqMan 探针实时荧光 PCR 检测西瓜细菌性果斑病菌不同梯度菌悬液以及病组织浸泡液，结果表明，

其灵敏度达 $10^{3\sim4}$ CFU/mL。冯建军等（2006）以西瓜细菌性果斑病菌菌悬液和田间采集的病组织为试材，研究了免疫凝聚试纸条的灵敏度和适应性。结果表明，免疫凝聚试纸条检测灵敏度为 10^6 CFU/mL，这种方法投入成本低、操作简易，但是特异性中等，灵敏度较低。

目前针对 Aac 的检测所设计的引物大多为 16Sr RNA 基因，以及根据 16S 及 23S 核糖体 DNA 设计的引物来扩增转录间隔区（internal transcribed spacer，ITS）。Walcott 等（2000）根据 16S rDNA 序列设计了检测燕麦嗜酸菌西瓜亚种的引物（WFB1：5′-GACCAGCCACACTGGGAC-3′，WFB2：5′-CTGCCGTACTCCAGCGAT-3′）。但是由于燕麦嗜酸菌卡特莱兰亚种和燕麦嗜酸菌西瓜亚种 16S rDNA 的同源性高达 99%，因此基于 16S rRNA 设计的引物常会因燕麦嗜酸菌卡特莱兰亚种而影响检测结果。Schaad 等（1999）根据 ITS 序列设计了检测燕麦嗜酸菌西瓜亚种的引物（SEQID4：5′-GTCATTACTGAATTTCAACA-3′；SEQID5：5′-CCTCCACCAACCAATACGCT-3′）并申报了美国发明专利。回文广等（2007）根据 ITS 序列设计引物〔Prime（＋）：5′-GTTGGAAGAATTCGGTGCTACC-3′；Primer（－）：5′-ATTCGTCATTACTGAATTTCAACAAG-3′〕，初步建立了哈密瓜细菌性果斑病菌快速检测方法，结果发现菌液 PCR 的检测初始浓度最低为 3×10^5 CFU/mL。相关的分子检测技术已经建立，分子检测试剂盒已用于生产或正在被研制，但更高特异性和灵敏度的检测技术仍是生产所需。

第二节　形态检测

供试菌株的菌体呈短杆状，大小为（2～3）μm×（0.5～1.0）μm；有一根极生鞭毛；革兰氏染色阴性。生化测定不产生荧光，不会积累聚-β-羟基丁酸盐，不产生果聚糖，不能使马铃薯腐败、葡萄糖酸氧化和果胶水解，不产生吲哚，不分解淀粉，没有脱氮反应和苯丙氨酸脱氨酶，石蕊牛乳产碱胨化，另外，氧化酶、硝酸盐还原、明胶液化、脲酶、吐温 80 测定均为阳性，而甲基红测定为阴性。该菌可利用 D-木糖、L-阿拉伯糖、D-山梨醇、糊精、肌醇、苯甲酸钠、蔗糖、氨基乙酸、抗坏血酸、乙醇、丙三醇、甜醇、L（－）谷氨酸、D（－）水杨素、D-半乳糖、DL-α-氨基丙酸、麦芽糖、甘露醇、乳糖；不能利用乳酸、丙酸、酒石酸、戊二酸、草酸、乙酸、海藻糖、柠檬酸、丙二酸钠。

第三节　快速分子检测

一、菌株的分离培养及菌体的收集

参照方中达的《植病研究方法》，用灭菌解剖刀切取西瓜病健交界部位的表皮组织，经无菌水冲洗后置于灭菌的培养皿内，加少量无菌水捣烂，然后用接种环蘸取该组织液在 KB 培养基上划线，长出单菌落后，用该培养基按常规方法纯化。纯化后的菌株保存于 YPA 斜面上，并置于冰箱（4℃）中待用。每两个月转管一次。使用前将菌株活化于 KB 固体培养基上，28℃培养 48h。挑一单菌落接种于 LB 固体培养基上，28℃培养过夜，离心收集菌体。

二、基因组 DNA 的提取

（一）菌体 DNA 的提取

采用 CTAB-SDS 法提取供试菌株基因组 DNA，取供试菌株培养液 1.5mL 加入到 1.5mL Eppendorf 管中，12 000r/min，离心 2min；倒去上清液，加入 500mL 1×TE（配制为 10mmol/L Tris-HCL，0.1mmol/L EDTA，pH8.0），用枪头反复吹打混匀；加入 5mL 蛋白酶 K，30mL 10%SDS，轻轻混匀，37℃水浴锅放置 1h；待菌液变透明后，加入 100mL 5mol/L NaCl 混匀，加入 80mL CTAB 提取液（配制为 10% CTAB，100mmol/L Tris-HCl，pH 8.0；20mmol/L EDTA，pH8.0；0.7mol/L NaCl），轻缓地颠倒离心管数次使样品充分混匀，65℃水浴 10min；冷却后加 715mL 酚、氯仿和异戊醇混合溶液，所述混合溶液中酚：氯仿：异戊醇的体积比为 25：24：1，轻柔颠倒数次，12 000r/min 离心 5min；小心吸取上清至另一新的 1.5mL Eppendorf 管，加入与吸取上清液等体积的上述酚、氯仿和异戊醇混合溶液，颠倒混匀；12 000r/min 离心 5min，小心吸取上清至另一新的 1.5mL Eppendorf 管；加入与吸取上清液等体积的异丙醇，轻柔颠倒数次混匀，—20℃放置 30min，12 000r/min 离心 5min，弃上清，加入 1mL 70%乙醇洗涤沉淀两次，在超净工作台中晾干沉淀，无酒精味后加入 100μL 1×TE 溶液进行溶解，得到 DNA 溶液，用紫外分光光度计检测 DNA 浓度并稀释至 50ng/μL，保存于—20℃备用。

（二）西瓜种子中 DNA 的提取

取西瓜种子 20～100 粒，放入灭菌的研钵，加入无菌水 10～30mL 进行研磨，研磨液静置 10min，取上清用双层擦镜纸过滤，滤液于 12 000g 离心 30s，沉淀加入 1mL 无菌水重悬并用 45μm 细菌过滤器过滤，取下滤膜用 1mL 无菌水冲洗，洗液 12 000g 离心 30s，沉淀加 20μL TE 缓冲液，沸水浴 10min，12 000g 离心 2min，取上清 1mL 作为 PCR 扩增的模板；或将西瓜种子研磨后取 2mL 研磨液加入到 20mL 的 LB 液体培养基中，28℃，180r/min，振荡培养 24h；用双层擦镜纸过滤培养液，之后将过滤后的培养液煮沸 10min，12 000g 离心 2min，取上清 1mL 作为 PCR 扩增的模板。

（三）发病植株中 DNA 的提取

采用 DNA 快速提取法获得发病组织中西瓜果斑病菌的 DNA，具体方法为取 200mg 病叶片或果组织，加 2mL 0.5mol/L NaOH 研磨；取 5μL 研磨液加入到 495μL 浓度为 0.1mol/L 的 Tris-HCl，pH 为 8.0 的缓冲液中，12 000r/min 离心 3min，取上清液即可用于 PCR 反应。

（四）土壤中病菌 DNA 的提取

取 1g 经研磨的土壤粉末，置于 10mL 离心管中，加入 2mL 0.12mol/L，pH8.0 的磷酸钠缓冲液，混合，于 30℃摇床上，150r/min，摇动 15min。8 000r/min，离心 10min，取沉淀。重复上述操作，取沉淀。加入 3.7mL DNA 提取液混合，所述 DNA 提取液为

100mmol/L Tris-HCl，100mmol/L EDTA，100mmol/L 磷酸钠，1.5mol/L NaCl，0.01g/mL CTAB，pH8.0；再加入 10μL 20mg/mL 的蛋白酶 K，于 225r/min 摇床上 37℃摇动 30min，接着加入 0.3mL 浓度为 20％的 SDS，65℃水浴 2h，每隔 15～20min 轻轻颠倒几下，于室温 12 000r/min 离心 5min，收集上清，转移到一新的 10mL 离心管中，土壤沉淀再加入 0.9mL 提取液和 0.1mL 浓度为 20％的 SDS，涡旋 10s，65℃水浴 10min，室温 12 000r/min 离心 5min，收集上清液与上次的上清液合并。重复上述操作，收集上清液与前两次的上清液合并。上清液与等体积的氯仿、异戊醇混合液混合，所述混合溶液中氯仿：异戊醇的体积比为 24：1，12 000r/min 离心 5min，吸取水相转移至另一新的 10mL 离心管中，加入 0.1 倍体积的 3mol/L NaAC 溶液和 0.6 倍体积的异丙醇，－20℃沉淀 1h，室温 12 000r/min 离心 5min，收集核酸沉淀，加入 700μL 体积浓度 70％的－20℃乙醇进行洗涤，12 000r/min 离心 5min，倾掉上清，在超净工作台上自然晾干，无酒精味后用 1×TE 溶液进行溶解，得到 DNA 溶液，用紫外分光光度计检测 DNA 浓度并稀释至 50ng/mL 待用。

三、特异检测引物

根据 Genbank 和所测得的西瓜细菌性果斑病菌的 ITS 序列，应用 ClustalX 软件比对，结合引物设计软件 Primer5.0 设计特异引物，获得西瓜细菌性果斑病菌分子检测引物特异序列，序列为 AIT1F：5′-GCTGGATCACCTCCTTTCTG-3′；AIT2R：5′-TGACGCAATCAAATTTTTGTCA-3′。

对供试菌株和 30 株西瓜细菌性果斑病菌的特异性进行 PCR 验证，PCR 反应体系 25μL，包括 2.5μL10×PCR 反应缓冲液，2.0mmol/L Mg²⁺，150μmol/L dNTPs，1.25U *Taq* DNA 聚合酶，引物 AIT1F 和 AIT2R 各 0.2μmol/L，10ng 模板 DNA，ddH₂O 补足 25μL，PCR 反应条件为：94℃预变性 4min；94℃变性 35s，59～70℃退火 35s，72℃延伸 30s（此步骤也可不做），循环 30 次；72℃延伸 5min。所述特异引物在西瓜细菌性果斑病菌上特异性地扩增出 462bp 的产物。这说明该引物可被用于生产实践中发病植物组织和种子中西瓜细菌性果斑病菌快速可靠的检测和鉴定（图 6-1）。

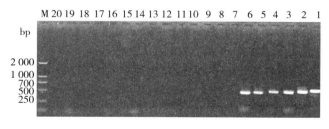

图 6-1　西瓜细菌性果斑病菌的特异 PCR 扩增

注：M 为 marker，泳道 1～6 为西瓜细菌性果斑病菌，泳道 7 为燕麦嗜酸菌卡特莱兰亚种，泳道 8 为燕麦嗜酸菌燕麦亚种，泳道 9 为魔芋嗜酸菌，泳道 10 为丁香假单胞菌丁香致病变种，泳道 11 为茄青枯病菌，泳道 12 为大肠杆菌，泳道 13 为红壤假单胞菌，泳道 14 为燕麦嗜酸菌卡特莱兰亚种，泳道 15 为燕麦嗜酸菌燕麦亚种，泳道 16 为魔芋嗜酸菌，泳道 17～19 为芽孢杆菌，泳道 20 为阴性对照。

四、检测灵敏性

西瓜细菌性果斑病菌培养液经梯度稀释成 10^1、10^2、10^2、10^4、10^5、10^6、10^7、10^8 CFU/mL，然后经沸水裂解后，直接吸取上清进行 PCR 检测。PCR 反应体系 $25\mu L$，包括 $2.5\mu L$ $10 \times$ PCR 反应缓冲液，2.0mmol/L Mg^{2+}，150μmol/L dNTPs，1.25U Taq DNA 聚合酶，引物 AIT1F 和 AIT2R 各 0.2μmol/L 和 $1\mu L$ 细菌裂解液做模板 DNA，ddH_2O 补足 $25\mu L$，PCR 反应条件为：94℃预变性 4min；94℃变性 35s，65℃退火 35s，循环 30 次；72℃延伸 5min。检测结果 10^5 CFU/mL 浓度可看到条带，也就是在 $25\mu L$ 反应体系中，有约 100 个西瓜细菌性果斑病菌基因组 DNA 可获得明显扩增条带（图 6-2）。

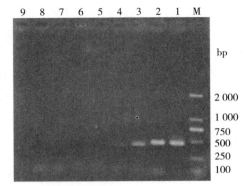

图 6-2　西瓜细菌性果斑病菌的灵敏性检测扩增结果

注：M 为 marker，泳道 1 西瓜细菌性果斑病菌浓度为 10^8 CFU/mL，泳道 2 为 10^7 CFU/mL，泳道 3 为 10^6 CFU/mL，泳道 4 为 10^5 CFU/mL，泳道 5 为 10^4 CFU/mL，泳道 6 为 10^3 CFU/mL，泳道 7 为 10^2 CFU/mL，泳道 8 为 10^1 CFU/mL，泳道 9 为阴性对照。

五、发病植物组织中西瓜细菌性果斑病菌的检测

按发病植物组织 DNA 快速提取法获得病组织中西瓜细菌性果斑病菌的 NDA，取上清液 $1\mu L$ 作为模板进行 PCR 扩增，PCR 反应体系 $25\mu L$，包括 $2.5\mu L$ $10 \times$ PCR 反应缓冲液，2.0mmol/L Mg^{2+}，150μmol/L dNTPs，1.25U Taq DNA 聚合酶，引物 AIT1F 和 AIT2R 各 0.2μmol/L，ddH_2O 补足 $25\mu L$，PCR 反应条件为：94℃预变性 4min；94℃变性 35s，65℃退火 35s，循环 30 次；72℃延伸 5min。电泳检测扩增产物。结果各种病组织均见到一条清晰的分子量为 462bp 的特异条带，因而判断发病组织感染西瓜细菌性果斑病菌（图 6-3）。

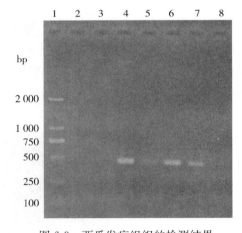

图 6-3　西瓜发病组织的检测结果

注：泳道 1 为 marker，泳道 2 为阴性对照，泳道 3 为健康西瓜果组织，4 为发病西瓜果组织，泳道 5、6、7 为发病的西瓜叶组织，泳道 8 为健康西瓜叶组织。

六、种子中西瓜细菌性果斑病菌的检测

以市售大红西瓜种子和发病果中获取的种子为检测对象，研磨种子浸提液在 LB 液体培养基中，28℃，180r/min，振荡培养 24h。用双层擦镜纸过滤培养液，之后将过滤后的培养液煮沸 10min，12 000g 离心 2min，取上清 $1\mu L$ 作为 PCR 扩增的模板。以 AIT1F 和 AIT2R 为引物进行直接 PCR 扩增，PCR 反应体系 $25\mu L$，包括 $2.5\mu L$ $10 \times$ PCR 反应缓冲液，2.0mmol/L Mg^{2+}，150μmol/L dNTPs，1.25U *Taq* DNA 聚合酶，引物 AIT1F 和 AIT2R 各 $0.2\mu mol/L$ 和 10ng 模板 DNA，ddH_2O 补足 $25\mu L$，PCR 反应条件为：94℃预变性 4min；94℃变性 35s，65℃退火 35s，循环 30 次；72℃延伸 5min。电泳检测扩增产物。结果见图 6-4，有 2 个种子样品中扩增出一条清晰的分子量为 462bp 的特异条带，因而判断种子带有西瓜细菌性果斑病菌。

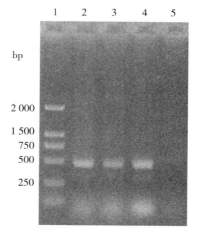

图 6-4 带菌种子的检测结果

注：泳道 1 为 marker，泳道 2 为阳性对照，泳道 3、4、5 为种子样品。

七、EMA 与 PCR 结合区分西瓜细菌性果斑病菌细胞死活

将 EMA 溶解于 20%的二甲亚砜中，配制成 2.5mg/mL 的 EMA，用锡箔纸包裹，－20℃保存备用。配制 $10^1 \sim 10^8$ CFU/mL 的西瓜细菌性果斑病菌菌悬液，每种浓度的菌悬液配制两管，其中一管置于 80℃水浴锅中 5min，另外一管则不加热。选择透光性好的离心管，吸取 $1\mu L$ 配制好的 EMA 加入到 $499\mu L$ 菌液中。旋转 1.5mL 离心管数次，混匀，用锡箔纸包裹管壁，室温避光 5min。置于灯管（80W）正下方大约 20cm 处，离心管水平放置于冰上 15min。其间旋转离心管或冰盒，保证光照充足。吸取处理后的菌液 $1\mu L$ 作为巢式 PCR 的模板。结果死细胞的浓度为 10^8 CFU/mL 时，目的条带变得模糊（图 6-5 第 9 泳道），死细胞的浓度低于 10^7 CFU/mL 时，凝胶电泳已经检测不到目的条带，目的条带完全消失。因此经过 EMA 处理样品后，当西瓜细菌性果斑病菌死细胞的浓度低于 10^7 CFU/mL 时，进行 PCR 时，可以完全抑制死细胞的 DNA 的扩增。

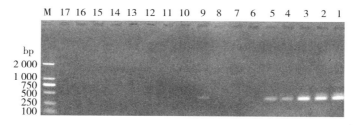

图 6-5 EMA 与 PCR 结合对不同浓度的西瓜细菌性果斑病菌细胞死活的检测

注：M 为 marker，泳道 1~8 为 $10^8 \sim 10^1$CFU/mL 活西瓜细菌性果斑病菌悬浮液，泳道 9~16 为 $10^8 \sim 10^1$CFU/mL 热处理的西瓜细菌性果斑病菌悬浮液，泳道 17 为阴性对照。

（邱思鑫，傅建炜，占志雄）

◆ 主要参考文献

蔡学清，黄月英，胡方平，等.2006.福建省西瓜细菌性果斑病的病原鉴定［J］.福建农林大学学报，34（4）：434-437.

方中达.1998.植病研究方法［M］.3版.北京：中国农业出版社：179-181.

冯建军，许勇，李健强，等.2006.免疫凝聚试纸条和 TaqMan 探针实时荧光 PCR 检测西瓜细菌性果斑病菌比较研究［J］.植物病理学报，36（2）：102-108.

回文广，赵廷昌，孙福在，等.2007.哈密瓜细菌性果斑病菌快速检测方法的建立［J］.中国农业科学，40（11）：2495-2501.

任毓忠，李晖，李国英，等.2004.哈密瓜种子带细菌性果斑病菌检测技术的研究［J］.植物检疫，18（2）：65-68.

宋蕊，刘箐，刘雅莉，等.2009.西瓜细菌性果斑病菌快速免疫 PCR 检测［J］.植物检疫，23（2）：4-6.

王政，胡俊.2005.哈密瓜细菌性果斑病种子带菌血清学检测技术的初探［J］.内蒙古农业大学学报，26（1）：20-23.

闻慧，刘兴洋，李国英，等.2007.甜瓜细菌性果斑病菌检测技术研究进展［J］.安徽农业科学，35（20）：6182-6183，6185.

杨继勇，宋明辉，周贵民.2003.显色培养法与形态学方法结合鉴定临床常见酵母菌［J］.临床检验杂志，21（2）：106.

张荣意，谭志琼，文衍堂，等.1998.西瓜细菌性果斑病症状描述和病原菌鉴定［J］.热带农业学报，19（1）：70-75.

张祥林，伍永明，王种，等.2007.西瓜细菌性果斑病菌的 16S rDNA 序列分析及特异性引物的设计［J］.植物病理学报，37（3）：225-231.

Crall J M，Schenck N C. 1969. Bacterial fruit rot of watermelon in Florida［J］. Plant Disease Report，53：74-75.

Roth A，Fischer M，Hamid M E，et al. 1998. Differentiation of phylogenetically related slowly growing mycobacteria based on 16S-23S rRNA gene internal transcribed spacer sequences［J］. Journal of Clinical Microbiology，36（1）：139-147.

Schaad N W，Song W Y，Hatziloukas E. 1999. PCR primers for detection of plant pathogenic species and subspecies of *Acidovorax*［P］. US Patent，393877.

Walcott R R，Gitaltis R D. 2000. Detection of *Acidovorax avenae* subsp. *citrulli* in watermelon seed using immunomagnetic separation and the polymerase chain reaction［J］. Plant Disease，84（4）：470-474.

Walcott R R，Gitaitis R D，Castro A C. 2003. Role of blossoms in watermelon seed infestation by *Acidovorax avenae* subsp. *citrulli*［J］. Phytopathology，93（5）：528-534.

Wall G C，Snatos V M. 1988. A new bacterial disease of watermelon in the Mariana Islands［J］. Phytopathology，78：1605.

Willems A，Goor M，Thielemans S. 1992. Transfer of several phytopathogenic *pseudomonas* species to *Acidovorax* as *Acidovorax avenae* subsp. *avenae* subsp. nov.，*Acidovorax avenae* subsp. *citrulli*，*Acidovorax avenae* subsp. *cattleyae* and *Acidovorax konjaci*［J］. International journal of systematic bacteriology，42（1）：107-119.

第七章

杨桃细菌性斑点病菌快速检测

第一节 概　述

杨桃（*Averrhoa carambola* L.）属酢浆草科，属于热带、亚热带常绿乔木果树，原产于东南亚的印度尼西亚及马来西亚，我国栽培杨桃的历史已有两千多年，主要分布在广东、海南、福建、云南及台湾等地（蔡志浓 等，2001）。杨桃细菌性斑点病是由 *Pseudomonas syringae* pv. *averrhoi* 侵染引起的一种重要病害，我国最早于1995年从广东、海南两省一些杨桃种植园或苗圃中发现并鉴定了该病害（文衍堂 等，1995）。

杨桃细菌性斑点病全年发生，主要为害杨桃叶片、枝条及果实，但以叶片最为严重。叶片症状初期为水渍状暗绿色小点，外围红色，中间颜色渐至深红，病斑周围则产生明显黄色晕环，发病后逐渐扩大至2～3mm的圆形病斑，严重时造成整个叶片黄化，提早落叶。枝条受害，初期呈现红褐色突起斑点，渐至拉长呈椭圆状或长条形。果实患病时，初期产生大小不一的黑褐色坏疽凹陷斑点，逐渐扩展为圆形或不规则形，病斑周围有黄色晕环，幼果受害则形成畸形果实，可导致落果，产量严重受损（图7-1）。患病的叶片、枝条以及果实为主要感染源，病原菌可借由喷灌、整枝修剪、雨水及风传播，由气孔及伤口侵入感染，杨桃修剪枝条后逢雨季或台风为本病害较易传播的时期，罹病的杨桃接穗及苗木为远距离传播的主要途径（彭瑞菊 等，2005）。

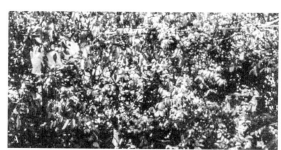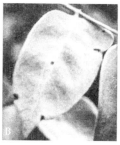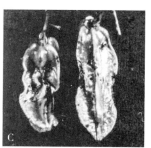

图7-1　杨桃细菌性斑点病症状（引自彭瑞菊 等）
A. 罹病杨桃叶片黄化，提早落叶　B. 罹病叶片病斑为红色斑点，中央暗红色，周围有黄色晕环
C. 罹病幼果果实畸形，容易落果

第二节　形态检测

病原细菌菌体短杆状，个别菌体稍弯，两端钝圆，大小为（0.3～0.5）μm×（1.3～1.9）μm，排列方式多数为单个，少数双链。不产生芽孢和荚膜，革兰氏染色反应阴性，

菌体有鞭毛，1～3根极生。在 KB 培养基上培养 48h，菌落乳白色，圆形，细小，表面光滑，边缘完整，稍凸起，菌落直径 0.8～1.2mm（图 7-2）。在 365nm 紫外线照射下菌落发亮，即产生荧光色素。在 NA 斜面培养基上培养 72h 菌苔丝状，表面光滑，边缘微皱，培养基不变色，液体培养和耐盐度测定表明，菌体能在含 0.5％ NaCl 和 1％ NaCl 的 NA 培养液中生长。培养液混浊，不适光，液面环状生长，但不能在含 3％ NaCl 的 NA 培养液中生长，菌体能在 12～32℃下生长，26～30℃下生长最好，32℃下生长较慢，34℃以上不生长（文衍堂 等，1995）。

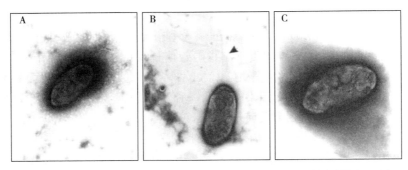

图 7-2　不同杨桃细菌性斑点病菌菌株在 KB 培养基上培养 24h 后电镜扫描图（引自 Wei et al.）
A. 菌株 HL1　B. 菌株 PA5　C. 菌株 PA5Dflic

第三节　快速分子检测

我国 1995 年首次从杨桃上发现该病害后，利用菌体形态、染色反应、培养性状和生理生化性状进行了鉴定（文衍堂 等，1995）。目前对杨桃细菌性斑点病的诊断、鉴定及病菌的检测，可根据杨桃发病症状、病原菌的生理生化特性等来判定，但这些方法都存在耗时长且费力的缺点，不能满足该病害快速检测鉴定的需要。

台湾研究者于 2002 年设计出一对针对此病原菌的特异性引物 S1/R-S1（宋子承，2002），利用此引物对杨桃细菌性斑点病菌能扩增出 125bp 的特异片段，可用于此病害的快速检测。但目前中国大陆还没有人研制出对该病原菌快速有效的分子检测方法，国外文献中也未见相关报道，且台湾学者设计的这一引物，扩增出的特异片段过短，对其特异性有一定影响。因此，研究一套快速、准确、简便的分子检测技术对控制该病害的传播和流行具有十分重要的意义。

利用菌物核糖体基因内转录间隔区（rDNA-ITS）序列种内的保守性和科、属、种间可变性的特点，通过在核糖体基因内转录间隔区设计特异引物进行 PCR 扩增，可进行病原菌的快速检测和鉴定，国内外有许多这方面的成功报道（葛芸英 等，2003；陈庆河 等，2005；陈怀谷 等，2005；Adele et al.，2004）。本章内容依据 ITS 序列的多态性，设计出一对可用于杨桃细菌性斑点病菌检测的特异性引物，为此病害快速准确的检测提供了必要基础，以期为该病的预测预报并及时采取有效的防控措施提供依据。

一、材料和方法

（一）参试菌株

本章供试菌株除来自不同地点分离的杨桃细菌性斑点病菌株外，还利用其他细菌进行特异性检测验证（表 7-1），所有菌株均保存在本实验室。

表 7-1 供试菌株

菌种	寄主	菌株数	来源
杨桃细菌性斑点病菌 *Pseudomonas syringae* pv. *averrhoi*	杨桃 *Averrhoa carambola* L.	10	福建
丁香假单胞菌丁香致病变种 *Pseudomonas syringae* pv. *syringae*	黄瓜 *Cucumis sativus* Linn.	1	福建
水稻细菌性叶鞘褐腐病菌 *Pseudomonas fuscovaginae*	水稻 *Oryza sativa*	1	福建
十字花科黑腐病菌 *Xanthomonas campestris* pv. *campestris*	十字花科 Cruciferae	1	福建
番茄细菌性髓部坏死病菌 *Pseudomonas corrugata*	番茄 *Solanum lycopersicum*	1	福建
油菜黄单胞菌 *Xanthomonas campestris*	水稻 *Oryza sativa*	1	福建
马铃薯青枯病菌 *Pseudomonas solanacearum*（Smith）Dowson	马铃薯 *Solanum tuberosum*	1	福建
柑橘溃病菌 *Xanthomonas campestris* pv. *citri*（Hasse）Dye	柑橘 *Citrus reticulata* Banco	1	福建
番茄青枯病菌 *Pseudomonas solanacearum*	番茄 *Solanum lycopersicum*	2	福建
枯草芽孢杆菌 *Bacillus subtilis*	杨桃 *Averrhoa carambola* L.	4	福建

（二）杨桃细菌性斑点病菌的分离

取新鲜杨桃病叶用清水冲洗干净，将病健交界处切成 0.5cm² 左右的小块，用 70% 酒精消毒 10～20s，再用无菌水洗净酒精，剪碎，加入适量无菌水浸泡 1～2h 后，在营养琼脂（NA）培养基上划线，置于 30℃ 培养箱中培养，经 2 次纯化，观察菌落形态特征。将该菌接于 LB 液体培养基中，30℃，160r/min 摇瓶培养 24h。在健康的杨桃果实上，用细针刺数孔，将细菌培养液喷洒于果实上进行回接实验，于 30℃ 条件下培养，用保鲜膜包裹，加强保湿，待其发病后，取病果组织进行分离纯化，观察菌落形态。

（三）细菌基因组 DNA 的提取

供试菌株在营养琼脂（NA）平板上纯化后挑取单菌落，于 LB 液体培养基中，30℃

摇瓶培养（160r/min）24h，取菌液 2mL，12 000r/min 离心 5min，收集菌体。按照夏涵等（2005）的方法，快速提取细菌 DNA。将提取的 DNA 用 TE 稀释至 50ng/μL，$-20℃$ 保存。

（四）rDNA-ITS 序列扩增、测序

选用细菌 ITS 通用引物 L1（5′-AGTCGTAACAACGTAGCCGT-3′）和 L2（5′-GTGCCAAGGCATCCACC-3′）对从杨桃上分离的病原菌以及该病原菌标准菌株 *Ps*/pv.*aver*04、*Ps*/pv.*aver*06 的 16S～23SrDNA 间的 ITS 区域进行 PCR 扩增，得到分子量为 600bp 左右的产物。

反应体系为：10×buffer 2.5μL，Mg^{2+}（25mmol/L）2μL，dNTPs（2.5mmol/L）2μL，引物 L1/L2（10μmol/L）各 1μL，*Taq* DNA 聚合酶 0.5U，50ng 模板 DNA1μL，ddH_2O 补足 25μL。

PCR 反应条件为：95℃预变性 3min；94℃变性 1min，60℃退火 30，72℃延伸 1min，共 35 个循环；72℃延伸 10min。阴性对照用 ddH_2O 代替模板 DNA。PCR 反应产物在 1.5%琼脂糖凝胶上电泳分离。将 PCR 产物送交 Sangon 公司测序。

其中 2 个菌株测序结果如下：

Ps/pv.*aver*04 菌株 16S～23SrDNA 间的内源转录间隔区序列：

CCTTATCGACGACTCAGCTGCGCCATAAGCACCCACACGAATTGCTTGATTCA
TTGAAGAAGACGATTAGAAGCAGCTTTAAGCTCCAAGCTGATAGCTCAACGCTA
GCGGCTACAAGCTCGAAATTGGGTCTGTAGCTCAGTTGGTTAGAGCGCACCCCT
GATAAGGGTGAGGTCGGCAGTTCGAATCTGCCCAGACCCACCAATTTTGTGTGG
GAAACGCCTGTAGAAATACGGGGCCATAGCTCAGCTGGGAGAGCGCCTGCCTTG
CACGCAGGAGGTCAGCGGTTCGATCCCGCTTGGCTCCACCACTTACTGCTTCTGT
TTGAAAGCTTAGAAATGAGCATTCCATTGATCCTGACGATCAACGCATGAATG
TTGATTTCTAGTCTTTGATTAGATCGTTCTTTAAAAATTTGGGTATGTGATAG
AAAGAAATAGACCGGGCACCTCTTTCACTGGTGCGTGTCCGGGCTAAGGTAAAG
TTTGTGAAATGCAAACTTTCGGCGAATGTCGTCTTCACAGTATAACCAGATTGC
TTGGGGTTATATGGTCAAGTGAAGAAGCGCATACGG

Ps/pv.*aver*06 菌株 16S～23SrDNA 间的内源转录间隔区序列：

CCTTATCGACGACTCAGCTGCGCCATAAGCACCCACACGAATTGCTTGATTCA
TTGAAGAAGACGATTAGAAGCAGCTTTAAGCTCCAAGCTGATAGCTCAACGCTA
GCGGCTACAAGCTCGAAATTGGGTCTGTAGCTCAGTTGGTTAGAGCGCACCCCT
GATAAGGGTGAGGTCGGCAGTTCGAATCTGCCCAGACCCACCAATTTTGTGTGG
GAAACGCCTGTAGAAATACGGGGCCATAGCTCAGCTGGGAGAGCGCCTGCCTTG
CACGCAGGAGGTCAGCGGTTCGATCCCGCTTGGCTCCACCACTTACTGCTTCTGT
TTGAAAGCTTAGAAATGAGCATTCCATTGATCCTGACGATCAACGCATGAATGT
TGATTTCTAGTCTTTGATTAGATCGTTCTTTAAAAATTTGGGTATGTGATAGA
AAGAAATAGACCGGGCACCTCTTTCACTGGTGCGTGTCCGGGCTAAGGTAAAGT
TGTGAAATGCAAACTTTCGGCGAATGTCGTCTTCACAGTATAACCAGATTGCT

TGGGGTTATATGGTCAAGTGAAGAAGCGCATACGG

（五）DNA 序列分析及引物设计

用生物学软件 ClastalX 对测序所得的序列及 GenBank 数据库中已登录的丁香假单胞菌 ITS 序列进行多重同源性比较，选取上游片段大小 150~230bp，下游片段大小 530~630bp 位置的差异位点，进行引物设计，根据序列差异，设计出杨桃细菌性斑点病菌的特异性引物 PsaveF（5′-CTTATCGACGACTCAGCTGCG-3′）/PsaveR（5′-TCATGCGTTGATCGTCAGGATC-3′），送交 Sangon 公司合成。

（六）ITS 序列同源性分析

测得的序列在 GenBank 上 Blast 比对，对获得的同源序列进行分析。通过 BioEdit 对构树序列进行编辑，用 ClustalX 进行多重比对，最后用 MEGA 4.0 计算遗传距离，同时构建系统发育树；按照 NJ（neighbor-joining）法，基于 Kimura 双参数模型，经 bootstrap（1 000 次循环）检验系统树可靠性。同时用 DNAMAN 软件对树状图中杨桃细菌性斑点病菌序列的碱基进行详细比对。

（七）引物特异性检测

用本实验室参试菌株的基因组 DNA，验证所设计引物的特异性。用不同的反应体系和循环参数进行 PCR 扩增，选择出最佳的扩增条件。最终反应体系为：10×buffer 2.5μL，Mg^{2+}（25mmol/L）2μL，dNTPs（2.5mmol/L）2μL，引物 PSaveF/PSaveR（10μmol/L）0.4μL/0.4μL，Taq DNA 聚合酶 0.5U，和 50ng 模板 DNA1μL，ddH_2O 补足 25μL。最终循环参数是：95℃ 3min；94℃ 1min，60℃ 30s，72℃ 45s；30 个循环；72℃ 10min。

（八）灵敏度检测

用紫外分光光度计测量所提取杨桃细菌性斑点病菌基因组 DNA 的 OD_{200} 值，将浓度调整为 100ng/μL，并按 10 倍梯度（10^0~10^{11}）稀释为 100ng/μL、10ng/μL、1ng/μL、100pg/μL、10pg/μL、1pg/μL、100fg/μL、10fg/μL、1fg/μL、100ag/μL、10ag/μL、1ag/μL 备用。PCR 反应体系和反应条件同上。

（九）自然发病杨桃中细菌性斑点病菌的检测

杨桃叶片患此病时，初期产生暗绿色水渍状斑点。以后扩大为紫红色的斑点，病斑周围有明显的黄色晕环。果实患病时，初期产生紫褐色大小不一的坏疽病斑，病斑周围有黄色晕环，严重时果实畸形。选有杨桃细菌性斑点病典型症状或相似症状的病叶与病果，从病叶、病果中切取 0.5cm^2 病健交界组织，用 70%酒精消毒 10~20s，再用无菌水洗净酒精，剪碎，加入适量无菌水浸泡 1~2h 后，在营养琼脂（NA）固体培养基上划线培养，经 2 次纯化，菌落呈白色、圆形凸起、光滑湿润，以此特征分辨杨桃细菌性斑点病菌，找出发病部位。

切取杨桃病叶、病果及杨桃健康叶片、果实的组织，按 SDS-CTAB 改进法（刘小勇等，1997）提取组织中的 DNA，然后分别以提取的 DNA 为模板，以根据差异位点设计

的杨桃细菌性斑点病菌特异性引物 PsaveF（5′-CTTATCGACGACTCAGCTGCG -3′）/
PsaveR（5′-TCATGCGTTGATCGTCAGGATC-3′），进行 PCR 检测，PCR 反应体系和
反应条件同上。

二、结果与分析

（一）杨桃细菌性斑点病菌的分离

从病叶、病果中分离的菌株，单菌落呈白色、圆形凸起、光滑湿润，略带光泽（图
7-3）。由回接的病果中分离到的菌株其菌落形态特征也与之前分离的一致。根据 Koch
rule 验证，从福建各地分离的菌株确定为杨桃细菌性斑点病菌。

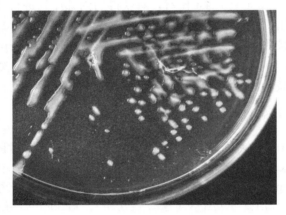

图 7-3　杨桃细菌性斑点病菌菌落形态

（二）ITS 序列同源性分析结果

1. 丁香假单胞菌间的遗传距离　经过 MEGA 4.0 分子进化遗传分析软件计算，得出
分离的 8 株病原菌与 2 株病原菌标准菌株、18 条其他丁香假单胞菌的遗传距离（表 7-2）。
由表 7-2 可以看出，该病原菌间的遗传距离基本为 0.000，说明其遗传关系非常近，基本
没发生分化。丁香假单胞菌种间的遗传距离平均值为 0.031，存在一定的差异，说明在长
期的生物进化中，其遗传分化可能发生较早，已存在较多变种。

2. 丁香假单胞菌基于 rDNA-ITS 序列的聚类分析　根据 ITS 序列的同源性绘制同源
性树状图（图 7-4）。从图中可看出，送交测序的标准菌株 Ps/pv. aver 04 与 Ps/pv. aver 06
为同种细菌，图中送交测序的从福建各地分离的菌株：Ps/pv. aver A1、Ps/pv. aver A2、
Ps/pv. aver A3、Ps/pv. aver A4、Ps/pv. aver A 5、Ps/pv. aver A6、Ps/pv. aver P8、Ps/
pv. aver Y 可确定为杨桃细菌性斑点病菌，其中 Ps/pv. aver A2、Ps/pv. aver A3、Ps/
pv. aver A4、Ps/pv. aver A5、Ps/pv. aver P8 的一致性更高，都属于丁香假单胞菌丁香致
病变种。其与核果树细菌性溃疡病菌（Pseudomonas syringae pv. morsprunorum）是近
缘种，与苹果疱状病菌（Pseudomonas syringae pv. papulans）的相似性也较大。将树状
图中 10 条杨桃细菌性斑点病菌序列的碱基用 DNAMAN 软件比对，序列一致性达
99.48%，其最大的有效片段达 577bp，一共只有 4 个碱基差异位点（分别为：11bp、19bp、20bp、

表7-2　基于rDNA-ITS序列比较丁香假单胞菌间的遗传距离

	1	2	3	4	5	6	7	8	9	10	11	12	13	14	15	16	17	18	19	20	21	22	23	24	25	26	27	28
1. Ps/pv.ulmi																												
2. Ps/pv.tabaci	0.005																											
3. Ps/pv.helianthi	0.033	0.031																										
4. Ps/pv.tagetis	0.036	0.033	0.003																									
5. Ps/pv.syringae	0.033	0.031	0.020	0.023																								
6. Ps/pv.pisi	0.008	0.003	0.031	0.033	0.028																							
7. Ps/pv.coronafaciens	0.010	0.005	0.033	0.036	0.031	0.003																						
8. Ps/pv.aesculi	0.003	0.003	0.031	0.033	0.031	0.005	0.008																					
9. Ps/pv.glycinea	0.008	0.008	0.036	0.033	0.036	0.010	0.013	0.005																				
10. P.savastanoi/pv.glycinea	0.005	0.005	0.033	0.031	0.033	0.008	0.010	0.003	0.003																			
11. Ps/pv.averA2	0.031	0.031	0.059	0.056	0.059	0.033	0.036	0.028	0.028	0.026																		
12. Ps/pv.averA5	0.031	0.031	0.059	0.056	0.059	0.033	0.036	0.028	0.028	0.026	0.000																	
13. Ps/pv.averA3	0.031	0.031	0.059	0.056	0.059	0.033	0.036	0.028	0.028	0.026	0.000	0.000																
14. Ps/pv.averA4	0.031	0.031	0.059	0.056	0.059	0.033	0.036	0.028	0.028	0.026	0.000	0.000	0.000															
15. Ps/pv.averβ	0.031	0.031	0.059	0.056	0.059	0.033	0.036	0.028	0.028	0.026	0.000	0.000	0.000	0.000														
16. Ps/pv.averA1	0.028	0.028	0.056	0.054	0.056	0.031	0.033	0.026	0.026	0.023	0.003	0.003	0.003	0.003	0.003													
17. Ps/pv.averY	0.028	0.028	0.056	0.054	0.056	0.031	0.033	0.026	0.026	0.023	0.003	0.003	0.003	0.003	0.003	0.000												
18. Ps/pv.averθ4	0.028	0.028	0.056	0.054	0.056	0.031	0.033	0.026	0.026	0.023	0.003	0.003	0.003	0.003	0.003	0.000	0.000											
19. Ps/pv.averθ6	0.028	0.028	0.056	0.054	0.056	0.031	0.033	0.026	0.026	0.023	0.003	0.003	0.003	0.003	0.003	0.000	0.000	0.000										
20. Ps/pv.averA6	0.028	0.028	0.056	0.054	0.056	0.031	0.033	0.026	0.026	0.023	0.003	0.003	0.003	0.003	0.003	0.000	0.000	0.000	0.000									
21. Ps/pv.morsprunorum	0.023	0.023	0.051	0.048	0.051	0.026	0.028	0.023	0.020	0.018	0.003	0.003	0.003	0.003	0.003	0.003	0.005	0.005	0.005	0.005								
22. Ps/pv.papulians	0.026	0.026	0.051	0.048	0.048	0.023	0.026	0.020	0.023	0.020	0.008	0.008	0.008	0.008	0.008	0.008	0.008	0.008	0.008	0.008	0.003							
23. P.savastanoi/pv.phaseolicola	0.023	0.018	0.048	0.051	0.048	0.018	0.023	0.023	0.026	0.023	0.010	0.010	0.010	0.010	0.010	0.010	0.010	0.010	0.010	0.010	0.005	0.008						
24. Ps/pv.striafaciens	0.026	0.020	0.048	0.051	0.046	0.018	0.020	0.020	0.028	0.026	0.013	0.013	0.013	0.013	0.013	0.013	0.013	0.013	0.013	0.013	0.008	0.005	0.003					
25. Ps/pv.phaseolicola	0.026	0.020	0.048	0.051	0.046	0.018	0.020	0.023	0.028	0.026	0.015	0.015	0.015	0.015	0.015	0.013	0.013	0.013	0.013	0.013	0.010	0.008	0.005	0.000				
26. Ps/pv.atrofaciens	0.038	0.038	0.031	0.033	0.015	0.036	0.038	0.036	0.041	0.038	0.043	0.043	0.043	0.043	0.043	0.041	0.041	0.041	0.041	0.041	0.036	0.033	0.036	0.033	0.033			
27. Ps/pv.tomato	0.074	0.089	0.054	0.056	0.048	0.089	0.071	0.071	0.077	0.074	0.094	0.094	0.094	0.094	0.094	0.092	0.092	0.092	0.092	0.092	0.092	0.087	0.082	0.082	0.082	0.059		
28. Ps/pv.lachrymans	0.074	0.089	0.054	0.056	0.048	0.089	0.071	0.071	0.077	0.074	0.094	0.094	0.094	0.094	0.094	0.092	0.092	0.092	0.092	0.092	0.092	0.087	0.082	0.082	0.082	0.059	0.000	

21bp 处），*Ps*/pv. *aver* A5 在 11bp 位点有碱基 C，而其他 9 株病原菌缺失；*Ps*/pv. *aver* A5 在 19bp 位点有碱基 A，而其他 9 株病原菌缺失；*Ps*/pv. *aver* A2、*Ps*/pv. *aver* A3、*Ps*/pv. *aver* A4、*Ps*/pv. *aver* A5、*Ps*/pv. *aver* P8 在 20bp 位点有碱基 T，其他 5 株缺失；*Ps*/pv. *aver* A2、*Ps*/pv. *aver* A3、*Ps*/pv. *aver* A4、*Ps*/pv. *aver* A5、*Ps*/pv. *aver* P8 在 21bp 位点为碱基 A，其他 5 株为碱基 T。说明该病原菌 ITS 序列较为保守，变异性不大，可以在其中设计特异性引物。

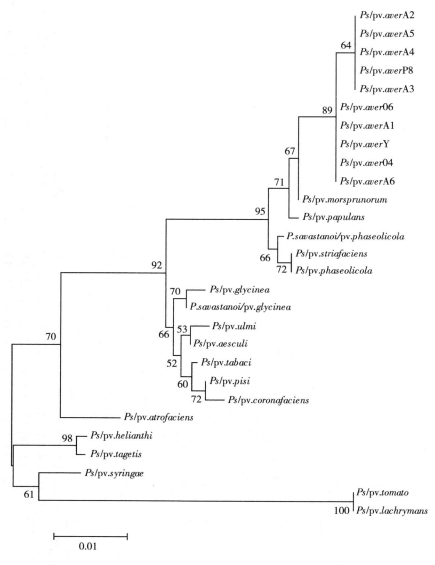

图 7-4　丁香假单胞菌的 ITS 序列同源性树状图

（三）引物特异性检测与灵敏性检测

1. 特异性检测　用引物 PSaveF/PSaveR 对福建各地采集的 8 株杨桃细菌性斑点病

菌、其他 9 株病原细菌，以及从杨桃上分离的 4 株内生枯草芽孢杆菌的基因组 DNA 进行 PCR 扩增，结果表明此引物对 8 株杨桃细菌性斑点病菌，均能扩增出 1 条明显的分子量 为 373bp 的产物（图 7-5），其余 13 个参试菌株均无明显特异性扩增主带（图 7-6）。扩增 产物带型清晰，结果稳定，说明 PSaveF/PSaveR 引物具有很高的特异性。虽然丁香假单 胞菌种内有 50 多个致病变种，且实验所选取的其他不同种属菌株不多，但由于其他菌株 非杨桃寄主，而我们的目的是在杨桃上检测该病原菌，所以在实际应用中仅需根据此特异 性扩增产物的有无便可对杨桃细菌性斑点病菌进行检测。

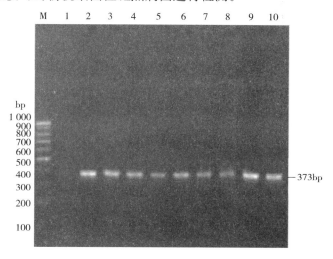

图 7-5　引物 PSaveF/PSaveR 对杨桃细菌性斑点病菌的扩增结果

注：泳道 M 为 marker，泳道 1 为阴性对照（H₂O），泳道 2 为阳性对照（杨桃细菌性斑点病菌 DNA），泳道 3～6 为从福建福州采集的杨桃细菌性斑点病菌，泳道 7～8 为从福建福清采集的杨桃细菌 性斑点病菌，泳道 9～10 为从福建龙海采集的杨桃细菌性斑点病菌。

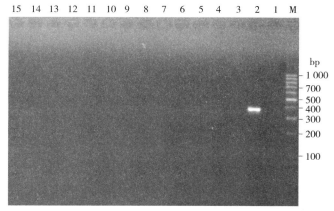

图 7-6　引物 PSaveF/PSaveR 对不同测试病原细菌的扩增结果

注：泳道 M 为 marker，泳道 1 为阴性对照（H₂O），泳道 2 为阳性对照（杨桃细菌性斑点病菌 DNA），泳道 3 为丁香假单胞菌丁香致病变种，泳道 4 为水稻细菌性叶鞘褐腐病菌，泳道 5 为十字花科 黑腐病菌，泳道 6 为番茄细菌性髓部坏死病菌，泳道 7 为油菜黄单胞菌，泳道 8 为马铃薯青枯病菌， 泳道 9 为柑橘溃疡菌，泳道 10 为番茄青枯病菌，泳道 11 为番茄青枯病菌，泳道 12～15 为枯草芽孢杆 菌 ZB-3、ZB-7、ZB-88、ZB-230。

2. 灵敏度检测 用引物 PSaveF/PSaveR 分别对 100ng/μL、10ng/μL、1ng/μL、100pg/μL、10pg/μL、1pg/μL、100fg/μL、10fg/μL、1fg/μL、100ag/μL、10ag/μL、1ag/μL 的杨桃细菌性斑点病菌基因组 DNA 进行扩增，以灭菌的 ddH₂O 为阴性对照。检测结果显示，在 25μL 反应体系中，10pg/μL 杨桃细菌性斑点病菌基因组 DNA 的模板，仍可扩增出一条 373bp 大小的特异性扩增条带（图 7-7），表明所检测的灵敏度可达 10pg。

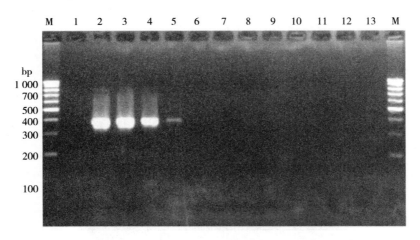

图 7-7 特异性引物 PSaveF/PSaveR 对杨桃细菌性斑点病菌的灵敏度检测结果

注：泳道 M 为 marker，泳道 1 为阴性对照（H₂O），泳道 2～13 浓度分别为 100ng、10ng、1ng、100pg、10pg、1pg、100fg、10fg、1fg、100ag、10ag、1ag。

（四）自然发病杨桃中细菌性斑点病菌的检测

本研究从已发病，略有枯黄的病叶以及萎缩的病果中，挑取了 20 份具有典型细菌性斑点病症状的病叶及病果，进行病原菌的常规分离和鉴定，结果从 18 份中分离出杨桃细菌性斑点病菌，在此基础上，从中随机挑取了若干病叶、病果以及健康叶片、果实组织提取 DNA，以此作为模板，以 PSaveF/PSaveR 为引物，进行 PCR 扩增。结果显示，在自然发病的杨桃叶片及果实组织 DNA 中，可扩增到 373bp 的特异性条带，而健康组织 DNA 则没扩增出条带（图 7-8）。表明所设计的引物 PSaveF/PSaveR 可准确测到自然发病杨桃组织中的细菌性斑点病菌。该病害为非土传病害，无需从土壤中检测，所以在发病组织上检测，即可达到检测目的。

目前，我们应用 ITS 分析，可以对细菌进行更为详细的分类，达到亚种的级别，同时我们也可通过对某一菌群 ITS 分析，研究此菌群的进化情况及菌群结构变化（郑雪松等，2003）。研究发现，介于 16S 和 23S 间的 ITS 是较理想的细菌鉴定及检测的 PCR 引物区域，因为在相近的细菌中，ITS 序列不需要翻译，面临较小的进化选择压力，在进化过程中可以将突变保留积累下来，从而使 ITS 包含许多差异序列（Barry et al.，1991）。由于 PCR 技术可以通过检测病原菌基因组 DNA 来确定植物组织中病菌的存在，因此 PCR 技术可作为植物病害诊断的主要方法。

本研究对常见的丁香假单胞致病菌 rDNA-ITS 区序列，用软件进行比对，根据序列差异，设计出针对杨桃细菌性斑点病菌的特异性引物 PSaveF/PSaveR。用此引物对福建各地采集的杨桃细菌性斑点病菌基因组 DNA 进行扩增，均能获得一条分子量大小为

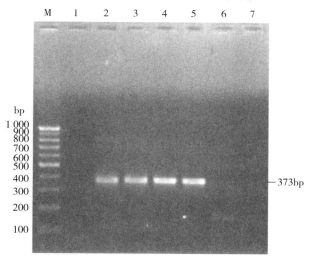

图 7-8 引物 PSaveF/PSaveR 对杨桃自然发病组织中细菌性斑点病菌检测结果

注：泳道 M 为 marker，泳道 1 为阴性对照（H₂O），泳道 2 为阳性对照（杨桃细菌性斑点病菌 DNA），泳道 3～5 为发病组织中提取的基因组 DNA，泳道 6～7 为健康组织中提取的基因组 DNA。

373bp 的特异性条带，而对于其他病原细菌均未扩增到特异性条带。通过检测，该特异引物的灵敏度可达到 10pg/μL 水平，若改用巢式 PCR，灵敏度应该可以进一步提高，据已报道的文献记载，利用巢式 PCR，与常规 PCR 相比，一般可将引物的灵敏度提高 1 000～10 000 倍（Langrell，2005）。实验中将此引物用于自然发病的植物组织 DNA 扩增，依然可以获得一条大小为 373bp 的特异性条带，而健康组织中则无。同时，由于其他的细菌菌株非杨桃寄主，而我们的目的是从杨桃上检测，表明所设计的杨桃细菌性斑点病菌特异性引物适用于杨桃叶片及果实的检测，且具有较好的灵敏性。从遗传距离中可知，该病菌尚未发生遗传分化，而在丁香假单胞菌间的遗传分化则较早发生，已产生许多不同变种。从 ITS 序列同源性树状图中看出标准菌株 *Ps*/pv.*aver*04 与 *Ps*/pv.*aver*06 为同种细菌，从福建各地分离的菌株可确定为杨桃细菌性斑点病菌，都属于丁香假单胞菌丁香致病变种，其与核果树细菌性溃疡病菌（*Pseudomonas syringae* pv.*morsprunorum*）是近原种，与苹果疱状病菌（*Pseudomonas syringae* pv.*papulans*）的相似性也较大，检测时需注意区分。

目前该病害的检测鉴定大多还是采用传统方法，即分离培养、显微镜观察以及简单的生理生化性状测定等。但这种以形态结构为基础的鉴定方法常常会受人为因素和外界条件的影响，而且耗时较长，给鉴定工作带来困难，且不利于该病的及时有效防治，易导致果园减产。对于利用分子检测技术对植物病原菌进行快速有效的测定，国内外已有大量成功的报道，PCR 技术已较为成熟。但中国大陆与国外尚未见杨桃细菌性斑点病菌分子检测鉴定的相关报道。基于以上实验结果，本研究利用细菌 ITS 序列的多态性获得的特异性引物 PSaveF/PSaveR，可扩增出大小为 373bp 的特异片段，与台湾学者设计的引物 S1/R-S1 扩增出 125bp 片段相比，特异片段长度有所增加，这有利于排除由于特异片段过小而扩增出非特异带的干扰。本研究设计的引物与相配套的 PCR 技术，可以为杨桃细菌性斑点病菌快速、有效的检测提供可靠的分子检测工具，检测的过程只需简便的 PCR 扩增和琼脂糖凝胶电泳操作，为杨桃细菌性斑点病菌的及时发现和防治提供了有效的依据，且为该病菌的进一步研究提供了基础资料。

（李本金，翁启勇，陈庆河，刘裴清）

◆ **主要参考文献**

陈怀谷，方正，陈厚德，等.2005.小麦纹枯病菌核糖体基因内转录区序列比较［J］.植物病理学报，35（1）：24-29.

陈庆河，翁启勇，王源超，等.2004.福建省大豆疫病病原鉴定及其核糖体 DNA-ITS 序列分析［J］.植物病理学报，34（2）：112-116.

蔡志浓，安宝贞，林俊义，等.2001.杨桃细菌性斑点病之发生、品种抗病性及药剂防治［J］.植物病理学会刊，10：139-145.

葛芸英，郭坚华.2003.小麦苗枯病的 ITS 分析及 PCR 检测［J］.植物病理学报，33（3）：198-202.

刘小勇，田素国，秦国庆，等.1997.提取植物和微生物 DNA 的 SDS-CTAB 改进法［J］.北京林业大学学报，19（3）：100-103.

彭瑞菊，郑安秀.2005.杨桃细菌性斑点病非疫区的建立［J］.国土资讯系统通讯（49）.

宋子承.2002.鉴定及侦测杨桃细菌性斑点病菌之聚合酶连锁反应技术［D］.台中："国立中兴大学".

文衍堂，黄智辉.1995.杨桃细菌性褐斑病研究初报［J］.热带作物学报，16（1）：65-69.

夏涵，府伟灵，陈鸣，等.2005.快速提取细菌 DNA 方法的研究［J］.现代预防医学，32（5）：571-573.

郑雪松，杨虹，李道棠，等.2003.基因间隔序列（ITS）在细菌分类鉴定和种群分析中的应用［J］.应用与环境生物学报，9（6）：678-684.

Adele M，Christine D S，Fry W E.2004.Core promoter structure in the *Oomycete Phytophthora* infestans ［J］.Eukaryotic Cell，3（1）：91-99.

Barry T，Colleran G，Gleennon M.1991.The 16S/23S ribosomal spacer region as a target for DNA probes to identify eubacteria［J］.PCR Methods Appl.，1：51-56.

Langrell S R.2005.Development of a nested PCR detection procedure for *Nectria fuckeliana* direct from Norway spruce bark extracts［J］.FEMS Microbiology Letters，242（1）：185-193.

第八章
黄瓜绿斑驳花叶病毒快速检测

第一节 概 述

黄瓜绿斑驳花叶病毒（*Cucumber green mottle mosaic virus*，CGMMV）又名黄瓜病毒 3（CV3）和黄瓜病毒 4（CV4），是烟草花叶病毒属（*Tobamovirus*）的主要成员之一，该病毒于 1935 年首次由 Ainworth 在英国黄瓜上发现并正式报道（Ainworth，1935），20世纪 60 年代因瓜类作物的引种而传入亚洲的日本、印度，80 年代传入我国台湾，90 年代传入西班牙。至今已经在欧洲的大部分国家，亚洲中部和南部的一部分国家发生。给各受害的国家造成严重的经济损失。在前苏联的西瓜种植区格鲁吉亚，CGMMV 的发生率为80％～100％，使该地区受害西瓜减产 30％，严重者甚至绝收（Medvedskaya，1981）。1971 年日本静冈县的厚皮西瓜因感染 CGMMV 而损失 1 亿日元（Komuro et al.，1971），关东地区的西瓜也曾因此损失了 9 亿日元（Inouye et al.，1967）。1985 年和 1987 年该病毒病曾在韩国的西瓜上暴发，造成了果实的坏瓢，当地人称这种病为"血果肉"，西瓜的产量和品质均遭受了严重的破坏，到了 1998 年韩国受 CGMMV 为害作物的种植面积已经达到 463hm²，给当地的瓜农造成了严重的经济损失（Hseu et al.，1987；Choi et al.，2001）。21 世纪初期，CGMMV 的为害在巴基斯坦也出现了明显的上升，居于葫芦科作物病害的首位。随着经济全球化的发展，我国各地出入境检验检疫局曾多次从进口的葫芦科植物种子中检测出 CGMMV，秦碧霞等（2005）于 2003 年从广西农业展示中心的观赏性南瓜中采集到了含有 CGMMV 的叶片，2005 年在我国辽宁的温室西瓜中发生了该病，给当地的农民造成了惨重的经济损失，随后在北京、广西、河北等地相继发生了黄瓜绿斑驳花叶病毒病（陈红运 等，2006）。2006 年 12 月 21 日，农业部发布第 788 号公告，将黄瓜绿斑驳花叶病毒确定为全国农业植物检疫性有害生物。CGMMV 寄主范围较窄，只能侵染葫芦科（Cucurbitaceae）植物（Lee et al.，2011），日本学者将 CGMMV 分为 4 个株系：黄瓜株系（CGMMV-C）、Yodo 株系（CGMMV-Y）、甜瓜株系（CGMMV-SH）和西瓜株系（CGMMV-W）（Inouye et al.，1967；Kitani et al.，1970；Tan et al.，2000；Komuru et al.，1968）。血清学关系研究表明 CGMMV-W 与 CGMMV-C 间无血清学亲缘关系（Francki et al.，1986）。被 CGMMV 侵染的葫芦科植物主要症状为叶片花叶、斑驳和果肉腐败。

CGMMV 的传播途径以带毒种子和机械传播为主，因此，带毒种子和移栽工具是该病害流行的关键因素，我国辽宁省黄瓜绿斑驳花叶病毒病流行的根源就是以从韩国进口带毒的葫芦瓜种子培育的葫芦瓜作为嫁接西瓜的砧木（Chen et al.，2006），北京、河北和甘肃 CGMMV 的发生也都是因为进口了感染病毒的种子。随着葫芦科植物种子全球交流的日益频繁，CGMMV 传入我国境内的风险很高，而且已有研究表明，该病毒于 4℃下可在含有西瓜病残体的土壤中存活 10 个月，0℃下可存活数年，就目前的技术要从土壤中将该病毒完全清除是很难做到的，因此，防止该病毒传入我国境内的最好措施就是通过严格的检疫程序将其拒之门外，而快速、可靠、灵敏的检测方法对于阻止病毒的传入和病毒病的防治就显得十分重要，为此，本章着重介绍几种适合黄瓜绿斑驳花叶病毒的快速检测方法。

第二节 形态检测

植物病毒粒体的形态和大小是植物病毒分类的重要依据之一，尤其对诸如黄瓜绿斑驳花叶病毒等长形病毒而言，在许多情况下，根据病毒的形态可快速将病毒鉴定到属的水平（谢联辉 等，2004）。由于病毒的粒体过于微小，在一般的光学显微镜下无法看到，需要借助电子显微镜才能观察到，用于植物病毒快速检测的电镜技术主要有浸蘸法和免疫吸附电镜法。

一、浸蘸法（leaf-dip method）

浸蘸法是植物病毒形态检测中最常用和最简便的一种方法，就是在新鲜的植物病组织中造成伤口，使病组织中的病毒流入水滴中，用铜网膜吸附水滴中的病毒，再用负染剂染色后即可在电镜下观察。由于采用电镜观察病毒时取样量很少，所以取样时应尽量选取病毒含量最高的病毒组织，对于黄瓜绿斑驳花叶病毒来说，一般要选取发病的叶片。具体检测步骤如下。

①取一干净的载玻片，在玻片上滴加 1～2 滴重蒸水；

②剪取一小片病叶（或其他病组织）置于水滴中，用刀片将病叶切碎，使病叶中的病毒释放到水中；

③用镊子夹住铜网边缘，铜网膜面朝下蘸取病叶浸出液，数秒后用滤纸吸取铜网上的多余液体；

④于另一载玻片上滴加 1～2 滴 pH 6.0～7.0，1%～3% 的磷钨酸；

⑤将吸附上病毒的铜网膜面朝下放在磷钨酸液滴上染色 1～2min；

⑥用滤纸吸取铜网上多余的液体，自然晾干；

⑦将铜网置于培养皿中，放入温箱中 37℃恒温干燥 0.5～1h；

⑧将处理好的铜网置于透射电镜下观察。在测量病毒粒体长度时，应将镜的放大倍数调至 20 万倍，并选取长度中等的 100 个病毒粒体的平均值。

通过电镜观察，可见到长约 300nm，宽约 18nm 的黄瓜绿斑驳花叶病毒杆状粒体(图8-1)。

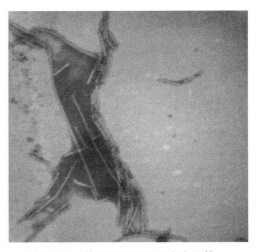

图 8-1 黄瓜绿斑驳花叶病毒粒体形态（100 000×）

二、免疫吸附电镜法 （immunosorbent electron microscopy，ISEM）

此法结合了血清学方法和电镜技术的特点，先利用抗原抗体的特异性反应把病毒外壳蛋白的抗体与病毒进行特异性结合，再用电镜的负染技术检测抗原抗体的结合体，使抗原抗体反应成为可见。基本步骤如下。

①根据病毒抗血清的效价，用稀释成合适浓度的抗血清包被铜网膜，培育 5min；

②用 25～30 滴重蒸水洗涤铜网，去除铜网上多余的抗血清；

③在铜网膜上滴加一滴病叶浸出液，培育 15min；

④用 25～30 滴重蒸水洗涤铜网，去除未被抗血清吸附的多余病毒；

⑤用滤纸吸干铜网上的多余液体，铜网用 1% pH4.0～5.2 的醋酸双氧铀负染 1～2min；

⑥用滤纸吸干铜网上的多余液体，37℃恒温干燥 0.5～1h 后即可在电镜下观察。

采用此方法检测黄瓜绿斑驳花叶病毒时，由于包被在铜网上的病毒抗体可以特异性地捕捉样品中的病毒粒体，因此，观察到的黄瓜绿斑驳花叶病毒粒体的数量要比浸蘸法多，且可在杆状病毒粒体的周围观察到深色的抗原抗体结合体。

第三节　快速分子检测

一、酶联免疫吸附反应 （ELISA） 检测 CGMMV

酶联免疫吸附反应是一种结合了免疫反应和酶的高效催化反应的检测技术，具有检测灵敏度高、特异性强和操作简便等特点，被广泛应用于植物病毒的检测。采用酶联免疫吸附反应检测病毒时需要相应病毒的抗血清作为第一抗体（一抗）和酶标记的抗病毒抗体作为第二抗体（酶标二抗），其中酶标二抗通常是采用购买的商品化生产的酶标记羊抗兔 IgG，一抗可以是自己制备的也可以是购买的。下面先介绍黄瓜绿斑驳花叶病毒抗血清的制备，然后再介绍酶联免疫吸附反应检测黄瓜绿斑驳花叶病毒的基本步骤。

（一）黄瓜绿斑驳花叶病毒抗血清的制备

1. CGMMV 病毒粒体的提纯

①称取 500g 被 CGMMV 感染的黄瓜叶片，加入 4 倍体积预冷的 0.1mol/L PBS（pH7.2，含 1%巯基乙醇）缓冲液，用粉碎机把叶片搅碎；

②把搅碎的混合液用四层纱布过滤，每 100mL 滤液加入 8mL 正丁醇，磁力搅拌 20min，8 000g 低速离心 30min；

③取上清，按每 100mL 上清加入 4g PEG6000 的比例于上清中加入 PEG6000，4℃磁力搅拌过夜，使 PEG 溶解完全；

④室温静置 90min 后，11 000g 离心 20min，去上清，沉淀用 0.1mol/L pH7.2 的 PBS 充分悬浮；

⑤8 000g 离心 30min，弃沉淀，取上清，上清液中分别加入终浓度为 0.4%的 NaCl 和 PEG6000，边加边搅拌，充分溶解后静置 60min，11 000g 离心 15min；

⑥沉淀用 0.1mol/L pH7.2 的 PBS 充分悬浮，8 000g 离心 15min；

⑦取上清，10 000g 离心 90min，沉淀用 0.1mol/L pH7.2 的 PBS 充分悬浮；

⑧悬浮液置于 10%～40% 的蔗糖垫上，78 000g 离心 90min；

⑨吸取 20% 蔗糖浓度梯度中乳白色的病毒带，用 0.01mol/L pH7.2 的 PBS 稀释，99 000g 离心 90min；

⑩沉淀用 0.01mol/L pH7.2 的 PBS 悬浮，即为提纯的 CGMMV 病毒，于 −20℃ 保存备用。

2. CGMMV 抗血清的制备 将提纯的 CGMMV 用 0.01mol/L pH7.2 的 PBS 稀释成 1.5mg/mL，取 1mL 的 CGMMV 与 Freund 佐剂等体积混合，充分乳化后免疫注射家兔，首次免疫以 Freund 完全佐剂为乳化剂，其他各次以 Freund 不完全佐剂为乳化剂，首次免疫两周后进行第二次免疫，之后每隔一周免疫一次，共免疫 5 次。最后一次免疫注射 10d 后，耳静脉少量采血测定血清效价，当效价达到要求后小心采取兔的全血，将血液于 4℃ 冰箱中倾斜静置过夜使血清析出，吸取血清即为 CGMMV 的抗血清，分装于灭菌后的小离心管中，−20℃ 保存备用。

3. CGMMV 抗血清效价测定 采用间接酶联免疫检测法对制备的抗血清进行效价测定，测定步骤如下：

①分别称取 0.1g 的黄瓜健叶和被 CGMMV 感染的黄瓜病叶，按 1∶20（w/v）加入包被缓冲液研磨，11 000g 离心 2min，取上清；

②将上清液分别加入 96 孔的酶标板中，每孔加入 100μL，分别以加入健叶上清液和包被液的孔为阴性对照和空白对照，37℃ 恒温水浴锅中孵育 2h 或 4℃ 孵育过夜后，各加样孔分别用 PBST 冲洗 3 次，每次 3～5min，冲洗后拍干；

③将制备的 CGMMV 抗血清用 PBST-PVP 进行倍比稀释，分别于酶标板每处理孔中加入 100μL 稀释的抗血清，每个浓度重复三孔，37℃ 恒温孵育 1h，各加样孔分别用 PBST 冲洗 3 次，每次 3～5min，每次冲洗后拍干；

④碱性磷酸酶标记的羊抗兔 IgG 按说明书要求用 PBST-PVP 稀释 30 000 倍后，每孔加入 100μL，于 37℃ 温育 1h，用 PBST 洗板 3 次，每次 3～5min，洗后拍干；

⑤每孔加入 100μL 用底物缓冲液稀释成 1mg/mL 的对-硝基苯基磷酸二钠（PNPP）溶液，37℃ 下温育至出现颜色后，用酶标仪测定 405nm 处各孔的 OD 值。

通过免疫家兔制备的 CGMMV 抗血清经 ELISA 法测定，其效价为 1∶40 960，且阴性对照的 OD_{405} 值很低，与空白对照值接近（表 8-1），表明本试验所制备的抗血清具有较高的效价和较强的特异性。

表 8-1 制备的黄瓜绿斑驳花叶病毒的抗血清效价

血清稀释度（v/v）	阳性 OD_{405} 值	阴性 OD_{405} 值	空白 OD_{405} 值	血清稀释度（v/v）	阳性 OD_{405} 值	阴性 OD_{405} 值	空白 OD_{405} 值
1∶160	0.941	0.359	0.111	1∶5 120	0.386	0.147	0.119
1∶320	0.938	0.287	0.109	1∶10 240	0.266	0.112	0.108
1∶640	0.932	0.243	0.116	1∶20 480	0.236	0.112	0.107
1∶1 280	0.896	0.216	0.098	1∶40 960	0.223	0.111	0.105
1∶2 560	0.573	0.164	0.101	1∶81 920	0.172	0.112	0.099

4. CGMMV 抗血清最适工作浓度的测定 根据制备的 CGMMV 抗血清效价，将 CGMMV 抗血清用 PBS-T-PVP 缓冲液分别按 1：500、1：1 000、1：1 500、1：2 000、1：2 500（v/v）进行稀释，病叶和健叶分别用碳酸盐包被缓冲液按 1：10、1：20、1：40（w/v）的稀释度进行稀释，酶标羊抗兔抗体按厂家说明书要求选用其最适工作浓度（稀释 30 000 倍），采用 ELISA 方法对 CGMMV 抗血清的工作浓度及样品的稀释度进行组合测定，结果（表 8-2）可看出，当病叶的稀释度为 10 倍或 20 倍，CGMMV 抗血清稀释度为 1：1 000（v/v）时，其 OD_{405} 与阴性对照值的比值均较高，分别为 6.885 和 7.120，因此确定采用间接 ELISA 法测定 CGMMV 时，CGMMV 抗血清的适宜工作浓度为：当酶标抗体采用其最适工作浓度（1：30 000）时，CGMMV 抗血清的最适浓度为 1：1 000，样品的稀释度为 1：10 或 1：20。

表 8-2 CGMMV 抗血清最适工作浓度测定

样品稀释度（v/v）	抗血清稀释度（v/v）				
	1：500	1：1 000	1：1 500	1：2 000	1：2 500
1：10	6.451	6.885	5.812	5.487	5.641
1：20	6.138	7.120	6.116	6.013	5.408
1：40	4.625	5.733	5.428	5.102	5.356

（二）ELISA 法检测 CGMMV 的基本步骤

ELISA 自建立以来经过不断的改进和提高，已形成了多种检测方法，按抗原抗体的结合方式不同可分为直接法、间接法和双抗体夹心法。下面以双抗体夹心法为例介绍 ELISA 法检测 CGMMV 的基本步骤。

1. 抗血清包被 根据上述测定，CGMMV 抗血清的最适工作浓度为 1：1 000，故将 CGMMV 抗血清用包被缓冲液稀释 1 000 倍后加入酶联板的孔中，每孔 $100\mu L$，4℃冰箱过夜。孵育结束后，将反应孔中的试剂倒出，每孔加入 $300\mu L$ 的 PBST 缓冲液洗涤 3 次，每次 3min，甩干。

2. 样品制备 取 0.1g 样品于研钵中，按重量体积比为 1：20 的比例加入碳酸盐包被缓冲液，充分研磨后，4 000r/min 离心 5min，上清液即为待测样品溶液。

3. 加样 分别取各样品溶液 $100\mu L$ 加入酶标板各测定孔中，并设阴性对照及阳性对照，于 4℃冰箱孵育过夜。倾倒孔中溶液，用 PBST 洗涤缓冲液洗涤 3 次，每次 3min，甩干。

4. 加酶标抗体 按说明书要求用酶标抗体缓冲液稀释后加入酶标板各孔中，每孔加 $100\mu L$，37℃水浴避光孵育 2h。用 PBST 洗涤缓冲液洗涤 5 次，每次 3min，甩干。

5. 加底物 将相应的酶底物用底物缓冲液配制成 1mg/mL（现配现用），酶标板各孔中加入 $100\mu L$ 底物溶液，37℃下温育。

6. 显色及终止 不断观察酶标板各孔的颜色变化并用酶标仪读取 405nm 处的吸光值（OD 值）。当吸光值达到合适数值时，每孔中加入 2 滴终止反应液终止颜色变化。

7. 结果及判定 当阳性对照的 OD 值大于 2 倍的阴性对照 OD 值时，说明测定结果有意义，此时若样品孔的 OD 值大于或等于 2 倍阴性对照 OD 值时，则该样品为阳性样品，若样品孔的 OD 值小于 2 倍阴性对照 OD 值时，则该样品为阴性样品。

将发病的黄瓜病叶按步骤 2 制备成样品溶液，再将样品溶液用包被缓冲液从 $2^0 \sim 2^{11}$ 进行倍比稀释，采用双抗体夹心 ELISA 方法进行检测，试验设 3 个重复，测定的 3 个重复平均结果见表 8-3。从表 8-3 可以看出，样品溶液稀释倍数为 $2^0 \sim 2^7$ 时，其在 405nm 处的 OD 值均大于 2 倍的 CK，为阳性反应，而 2^8 以后的稀释倍数为阴性反应，说明采用双抗体夹心 ELISA 法检测黄瓜绿斑驳花叶病毒时，黄瓜病叶的最大稀释限点为 $20 \times 2^7 = 2\ 560$ 倍，其中 20 为制备样品溶液时的稀释倍数，2^7 为阳性反应的最大倍比稀释倍数。

表 8-3　双抗体夹心 ELISA 法检测 CGMMV 灵敏度试验

系列稀释倍数	2^0	2^1	2^2	2^3	2^4	2^5	2^6	2^7	2^8	2^9	2^{10}	2^{11}	CK
吸光度值（405nm）	2.461	2.091	1.965	1.825	1.627	1.556	1.088	0.591	0.300	0.144	0.165	0.146	0.159

二、RT-PCR 检测 CGMMV

（一）引物的设计

根据 GenBank 中报道的黄瓜绿斑驳花叶病毒的外壳蛋白（CP）基因序列（登录号为 DQ997778、DQ641259、DQ767636、DQ217778、AJ459423、AJ459422），设计 1 对引物，CG-F：5′-GTGCTTCTTATGTTCCCGTCAG-3′；CG-R：5′-ACCAGACTACCGAAAACGCG-3′，预期目的扩增片段大小为 417bp。

（二）病叶总 RNA 的提取及 RT-PCR

称取寄主植物叶片 0.1g，加液氮研磨成粉末，按 Trizol 法提取叶片总 RNA。提取后加 $30 \sim 50\mu L$ 的 DEPC 水溶解 RNA，用于 cDNA 第一链合成。

反转录体系：模板 RNA $3.0\mu L$，引物 CG-R $1.0\mu L$，Rnase-Free H_2O $6.5\mu L$，70℃ 变性 10min，冰上放置 5min。再依次加入下列试剂：$5 \times RT$ Buffer $4\mu L$，M-MLV 反转录酶 $1\mu L$，Inhibitor $0.5\mu L$，总体积为 $20\mu L$。37℃ 5min，42℃恒温水浴 1h，70℃ 5min。

PCR 扩增体系：取 $1.5\mu L$ cDNA 作为模板，PCR 反应体系为：$10 \times PCR$ 缓冲液 $2.5\mu L$，rTaq DNA 聚合酶 $0.1\mu L$，2.5mmol/L dNTP Mix $1.0\mu L$，5′端和 3′端引物各 $1.0\mu L$，加 ddH_2O 至总体积 $25\mu L$。扩增条件为 94℃ 变性 5min；94℃ 1min，56℃ 退火 1min；72℃ 1min，循环 30 次；72℃ 10min。反应结束后，PCR 扩增产物进行 1.0% 琼脂糖凝胶电泳，用凝胶成像系统检测拍照。

按照上述步骤分别对接种了 CGMMV 的芋瓠（*Lagenaria siceraria*）、苋色藜（*Chenopodium Amaranticolor*）、黄瓜（*Cucumis sativus*）、丝瓜（*Luffa cylindrica*）、甜瓜（*Cucumis melo*）、南瓜（*Cucurbita moschata*）上的 CGMMV 进行 RT-PCR 检测，检测结果（图 8-2）可以看出，所有感染了 CGMMV 的植物均可在 417bp 处扩增到一条预期大小的条带，而未感染病毒的健康植物则无法扩增出该条带，说明该方法用于检测 CGMMV 具有很好的可靠性。进一步将浓度为 $2.5\mu g/mL$ 的黄瓜病叶总 RNA 进行 $10^1 \sim$

10^9 梯度稀释后，采用 RT-PCR 进行检测，检测结果（图 8-3）可以看出，RNA 稀释倍数为 $10^0 \sim 10^6$ 时，各扩增产物在 417bp 处均有明显的条带，而健康植物对照与 RNA 稀释倍数在 10^7 以后的条带均不明显，说明 RT-PCR 法检测 CGMMV 有效高的检测灵敏度，其灵敏度为 $2.5 \mu g/mL \times 10^{-6} = 2.5 pg/mL$。

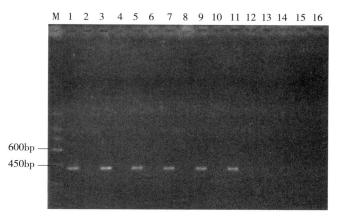

图 8-2　CGMMV 的 RT-PCR 检测

注：M 为 marker，泳道 1 为发病芋瓠，泳道 2 为健康芋瓠，泳道 3 为发病苋色藜，泳道 4 为健康苋色藜，泳道 5 为发病黄瓜，泳道 6 为健康黄瓜，泳道 7 为发病丝瓜，泳道 8 为健康丝瓜，泳道 9 为发病甜瓜，泳道 10 为健康甜瓜，泳道 11 为发病南瓜，泳道 12 为健康南瓜。

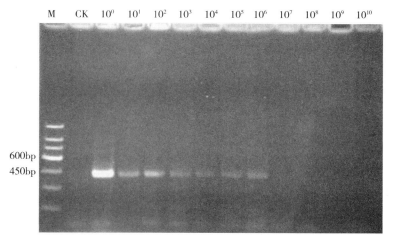

图 8-3　RT-PCR 检测 CGMMV 的灵敏度测定结果

注：M 为 marker，CK 为健康叶片，$10^0 \sim 10^{10}$ 为 RNA 的稀释倍数。

三、核酸斑点杂交法检测 CGMMV

（一）DNA 探针的制备

按上述 RT-PCR 检测 CGMMV 中 *CP* 基因的扩增步骤扩增病毒的 *CP* 基因，将回收的 *CP* 基因 PCR 产物于 100℃ 水浴中加热 10min，使模板 DNA 变性，立即冰浴 10min；

取 16μL 回收的核酸片段，加入 2μL 地高辛标记物混匀，37℃ 水浴 20h 后加入 2μL 0.2mol/L pH8.0 的 EDTA 或 65℃ 加热 10min 终止反应，所得反应产物即为用于检测 CGMMV 的 DNA 探针。

（二）样品的制备与固定

①按上述 RT-PCR 检测 CGMMV 中提取病叶总 RNA 的步骤提取样品的 RNA；

②取一张适当大小的 NC 膜，用铅笔画好格子；

③将 NC 膜用 20×SSC 液处理，室温干燥；

④取待检测样品（RNA）2～3μL 于 PCR 管中，置于 PCR 仪中 99℃ 加热变性 5min 后，取 1～2μL 变性液点于经 20×SSC 液处理的硝酸纤维素膜上；

⑤室温干燥后，将膜放于 120℃ 下烘烤 30min。

（三）预杂交

①分别取适量的 DIG EASY Hyb 于 2 支试管中，置 37℃ 摇床预热；

②将固定好的 NC 膜放入预热的 DIG EASY Hyb 溶液中，轻轻摇荡，37℃ 预杂交 30min。

（四）杂交

①取 25μg/mL 的 DIG 标记探针于 PCR 仪中变性 5min 后，迅速置于冰上；

②将探针加入另一管预热的 DIG EASY Hyb 溶液中，避免产生气泡；

③将 NC 膜放入含有探针的试管中，于杂交炉中轻轻摇动，37℃ 温育 16h。

（五）洗膜

①将含 0.5×SSC 和 0.1% SDS 的溶液置 68℃ 水浴中预热；

②将杂交后的膜用含 2×SSC 和 0.1% SDS 的溶液振荡漂洗 2 次，每次 5min；

③再将杂交后的膜转入预热的含 2×SSC 和 0.1% SDS 的溶液中，于 62～68℃ 下不断振荡漂洗 2 次，每次 15min。

（六）免疫检测

①将漂洗后的膜放入盛有 100mL washing buffer 的容器中温育 1～5min；

②取出杂交膜，放入 100mL blocking solution 中温育 30min；

③取出杂交膜，放入 20mL antibody solution 中温育 30min；

④将杂交膜放入 100mL washing buffer 中漂洗 2 次，每次 15min；

⑤取出杂交膜，放入 20mL detection buffer 中平衡 2～5min；

⑥将膜放入盛有 10mL 现配的生色底物溶液中，避光静置；

⑦待膜上的斑点或条带全部出现后，将膜放入 50mL 无菌双蒸水或 TE buffer 中漂洗 5min，观察并拍照记录膜上出现斑点的情况。

按照上述步骤对感染了 CGMMV 的黄瓜进行核酸斑点杂交检测，将提取的病叶总 RNA 浓度稀释至 5.0μg/mL，再将稀释的 RNA 进行 10^1～10^{10} 梯度稀释后，采用制备的

DNA 探针对各样品进行核酸斑点杂交检测，检测结果（图 8-4）可以看出，当 RNA 稀释倍数为 $10^0 \sim 10^6$ 时，均可在杂交膜的相应处见到深色的斑点，而健康植物对照及 RNA 稀释倍数在 10^7 以后的相应处则未出现斑点，说明用该方法检测 CGMMV 时的灵敏度为 $5.0\mu g/mL \times 10^{-6} = 5.0pg/mL$。

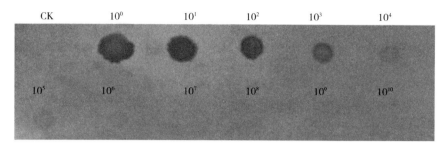

图 8-4　核酸斑点杂交检测 CGMMV

注：CK 为健康叶片，$10^0 \sim 10^{10}$ 为 RNA 稀释倍数。

四、实时 RT-PCR 检测 CGMMV（Chen et al.，2008）

（一）样品总 RNA 的提取

取 200mg 的病叶组织于研钵中，加入液氮并将病叶研磨成粉末，采用 Trizol 试剂盒提取病叶总 RNA，提取的 RNA 用 $30\mu L$ DEPC 水溶解，于 $-80℃$ 下保存。

（二）引物的设计

CGMMV 特异性引物，CGM-F：$5'$-GCATAGTGCTTTCCCGTTCAC-$3'$；CGM-R：$5'$-TGCAGAATTACTGCCCATAGAAAC-$3'$。探针序列为：$5'$-CGGTTTGCTCATTGGTTTGCGGA-$3'$，$5'$ 和 $3'$ 分别用 6-羧基荧光素（FAM）和 N，N，N'，N'-tetramethyl-6-carboxyrhodamine（TAMRA）标记。

（三）实时 RT-PCR 反应体系与反应条件

实时 RT-PCR 采用 $50\mu L$ TaqMan 一步 RT-PCR Master Mix，反应体系为：$25\mu L$ $2\times$ Master Mix，$1.25\mu L$ $40\times$ Multiscribe 逆转录酶和 RNA 酶抑制剂混合物，$1\mu L$ $20\mu mol/L$ 引物 CGM-F，$2\mu L$ $20\mu mol/L$ 引物 CGM-R，$0.5\mu L$ $20\mu mol/L$ 探针，$1\mu L$ 总 RNA，补足 DEPC 水至总体积。反应条件为：$48℃$ 30min；$95℃$ 10min，$95℃$ 15s，循环 40 次；$60℃$ 1min。

为了了解该检测方法的灵敏度，采用实时 RT-PCR 测定了培育于温室中接种了 CGMMV 的甜瓜幼苗，并以健康甜瓜幼苗为阴性对照，将提取自被 CGMMV 侵染的甜瓜叶片的总 RNA 稀释为 $130ng/\mu L$，再将该 RNA 进行 10 倍系列稀释，使总 RNA 浓度分别为 $130ng/\mu L$、$13ng/\mu L$、$1.3ng/\mu L$、$1.3\times10^{-1}ng/\mu L$、$1.3\times10^{-2}ng/\mu L$、$1.3\times10^{-3}ng/\mu L$ 和 $1.3\times10^{-4}ng/\mu L$，分别以稀释后的总 RNA 为模板进行实时 RT-PCR 检测，结果（图 8-5）可以看出，当总 RNA 浓度为 $130ng/\mu L$ 时，其扩增曲线的 C_T 值最低，随着总 RNA 浓度

的降低，相应的扩增信号不断减弱，当总 RNA 浓度降低至 1.3×10^{-5} ng/μL 时无法获得明显的扩增曲线，由此可见，该方法的检测灵敏度为 1.3×10^{-4} ng/μL 总 RNA。

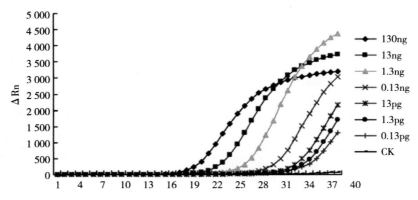

图 8-5　实时 RT-PCR 检测提取自 CGMMV 侵染植物的总 RNA（Chen et al.，2008）

注：各曲线分别表示总 RNA 浓度为 130ng/μL、13ng/μL、1.3ng/μL、0.13ng/μL、13pg/μL、1.3pg/μL、0.13pg/μL 和以健康植物为阴性对照的扩增曲线。

（陈启建）

◆ 主要参考文献

陈红运，赵文军，程毅，等 . 2006. 辽中地区西瓜花叶病病原的分子鉴定〔J〕. 植物病理学报，36（4）：306-309.

秦碧霞，蔡健和，刘志明，等 . 2005. 侵染观赏南瓜的黄瓜绿斑驳花叶病毒的初步鉴定〔J〕. 植物检疫，19（4）：198-200.

谢联辉，林奇英 . 2004. 植物病毒学〔M〕. 2 版 . 北京：中国农业出版社 .

Ainworth G C. 1935. Mosaic disease of cucumber〔J〕. Ann. Appl. Biol. 22：55-67.

Chen H Y，Zhao W J，Cheng Y，et al. 2006. Molecular identification of the virus causing watermelon mosaic disease in Mid-Liaoning〔J〕. Acta Phytopathol，4：306-309.

Chen H Y，Zhao W J，Gu Q S，et al. 2008. Real time TaqMan RT-PCR assay for the detection of *Cucumber green mottle mosaic virus*〔J〕. Journal of Virological Methods，149（2）：326-329.

Choi G S. 2001. Occurrence of two Tobamovirus diseases in cucurbits and control measures in Korea〔J〕. Plant Pathology Journal，17（5）：243-248.

Francki R I，Hu J，Palukaitis P. 1986. Taxonomy of cucurbitinfecting Tobamovirus as determined by serological and molecular hybridization analyses〔J〕. Intervirology，26：156-163.

Hseu S H，Huang C H，Chang C A，et al. 1987. The occurrence of five viruses in six cucubits in Taiwan〔J〕. Plant Protection Bulletin，29（3）：233-244.

Inouye T，Inouye N，Asatani M，et al. 1967. Studies on *Cucumber green mottle mosaic virus* in Japan〔J〕. Nogaku Kenkyu，51：175-186.

Kitani K，Kiso A，Shigematsu Y. 1970. Studies on a new virus disease of cucumber *Cucumis sativus* L. var. F1 Kurume-Otiai-H type discovered in Yodo（in Japanese）〔J〕. Proc. Assoc. Plant Prot，5：59-66.

Komuro Y，Tochihara H，Fukatsu R，et al. 1968. *Cucumber green mottle mosaic virus* on watermelon in Chiba and Ibaraki Prefectures（in Japanese）［J］. Ann. Phytopathol. Soc. Jpn，34：377.

KomuroY，Tochihara H，Fukatsu R，et al. 1971. *Cucumber green mottle mosaic virus*（watermelon strain）in watermelon and its bearing on deterioration of watermelon fruit known as 'Konnyaku' disease ［J］. Annals of the Phytopathological Society of Japan，37：34-42.

Lee C H，Lee S Y，Kim J Y，et al. 2011. Optical sensing method for screening disease in melon seeds using optical coherence tomography［J］. Sensors，11：9467-9477.

Medvedskaya I G. 1981. Virus diseases of glasshouse cucumber［J］. Zashchita Rastenii，5：44-45.

Tan S H，Nishiguchi M，Murata M，et al. 2000. The genome structure of kyuri green mottle mosaic tobamovirus and its comparison with that of cucumber green mottle mosaic tobamovirus［J］. Arch. Virol.，145：1067-1079.

第九章
南芥菜花叶病毒快速检测

第一节 概　述

南芥菜花叶病毒（*Arabis mosaic virus*，ArMV）曾称为悬钩子黄矮病毒（Raspberry yellow dwarf virus），属豇豆花叶病毒科（*Comoviridaex*）线虫传多面体病毒属（*Nepovirus*），是我国进境植物检疫性植物病毒。1944 年 Smith 和 Markham 首次报道了发生在英国的南芥菜（*Arabis hisrsuta*）上的南芥菜花叶病毒（Smith et al.，1944）。目前该病毒已分布于世界各地，包括比利时、保加利亚、塞浦路斯、捷克、丹麦、芬兰、法国、德国、匈牙利、爱尔兰、意大利、卢森堡、摩尔多瓦、挪威、荷兰、波兰、罗马尼亚、瑞典、瑞士、斯洛伐克、英国、乌克兰、前南斯拉夫、日本、土耳其、前苏联、加拿大、澳大利亚、新西兰及南非（张有才 等，1994）。南芥菜花叶病毒是我国对外检疫的二类检疫性有害生物（廖富荣 等，2012）。

南芥菜花叶病毒寄主范围广，到目前，可侵染 174 属 215 种植物。主要属包括甜菜属、荠属、藜属、草莓属、大豆属、葎草属、莴苣属、野芝麻属、番茄属、勿忘草属、碧冬茄属、车前属、早熟禾属、蓼属、大黄属、千里光属、繁缕属。为害作物的种类多，主要有大麻、啤酒花、黄瓜、西葫芦、莴苣、草莓、葡萄、香石竹、水仙、蔷薇、草木樨、郁金香、芹菜、薄荷、丁香、三叶草、大豆、甜菜、马铃薯、烟草、番茄、菜豆、豇豆、蚕豆、豌豆、甜瓜、白菜、花椰菜、芜菁、菠菜、胡萝卜等（张有才 等，1993）。侵染症状表现因寄主植物、品种、病毒株系和发病时间等而异，在有些寄主植物上为潜隐侵染，不表现症状。在葡萄上，该病毒引起的症状与典型的扇叶病非常相似，受害植株叶片和茎秆畸形，有的植株叶片出现褪绿斑驳或叶片因为褪绿而呈金黄色；在悬钩子上表现为叶片黄化和植株矮缩；在草莓上形成花叶和叶片黄化皱缩；在黄瓜上表现为褪绿斑驳；莴苣受害后植株矮化、叶片褪绿和坏死；啤酒花（蛇麻草）根部表现为不正常的黑色，叶子变小、呈锯齿状；在番茄上早春表现为叶片轻微褪绿斑驳，以后症状逐渐消失，果实也出现黄色褪绿斑驳。在欧洲白蜡树的叶片上表现为褪绿斑驳，叶形呈锯齿状或栎树叶状（洪霓，2005）。

南芥菜花叶病毒粒体为等径多面球体，直径约为 30nm，无包膜（于翠 等，2008），为双分体病毒，含有线性单链 RNA，全基因组大小为 13.1kb，分为两部分，大小分别为 9kb 和 4.1kb。具有一个外壳蛋白，由 42 个亚基组成，分子质量为 54kDa。负染色后电镜下观察到有些粒体是完整的，有些是不完整的。该病毒的致死温度为 $55\sim61℃$，体外存活期为 $7\sim14d$，稀释限点为 $10^{-5}\sim10^{-3}$。用蛋白酶处理可降低其侵染活性。提纯病毒含 3 种沉降组分，分别为 126S、93S 和 53S。（张有才 等，1993）。该病毒的传播方式有多种，在自然条件下主要通过各种剑线虫传播，其中异尾剑线虫（*Xiphinema diversicaudatum*）为重要的传播介体，此外，悬钩子剑线虫和麦考剑线虫及矛刃科线虫也可传播该病毒。该病毒还可通过机械接种、嫁接和植株间相互接触等方式传染。远距离传播主要通过种子、苗木、块根、鳞茎和其他无性繁殖材料的调运传播。种子带毒现象非常普遍，有 14 个科 20 多种植物的种子可以传播该病毒，最高带毒率达 100%。在大豆上的种传率达 2%～11%。田间带毒杂草种子萌发长出的实生苗可以成为介体线虫取食和病毒传染来源之一（洪霓等，2005）。近年来我国检疫部门已多次在进口的葡萄种苗、水仙球茎（于翠 等，2005）和郁金香球茎（马新颖，2007）上检测出该病毒。我国幅员辽阔，气候条件复杂多样，有些地区的气候状况很可能适宜 ArMV 的繁殖，为了防止因该病毒传入我国造成巨大的经济损失，最有效的方法就是建立快速准确的检测方法。为此，本章介绍了几种常用的南芥菜花叶病毒的快速检测方法。

第二节　形态检测

有关浸蘸法和免疫吸附电镜法检测南芥菜花叶病毒形态的具体步骤参照第八章第二节，这里不再重述，采用这两种方法可在透射电子显微镜下观察到直径约 30nm 的球状 ArMV 粒体（图 9-1）。

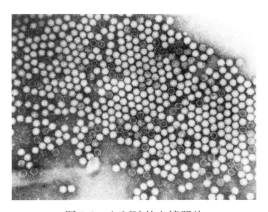

图 9-1　ArMV 的电镜照片

第三节　快速分子检测

一、酶联免疫吸附反应检测 ArMV

（一）ArMV 抗血清的制备

1. ArMV 的提纯（李桂芬 等，2011）

①本氏烟病叶加 3 倍体积的 0.05mol/L pH8.0 的磷酸钠缓冲液（含 0.2% 巯基乙醇），匀浆，双层纱布过滤，滤液 9 610g 离心 10min；

②取上清，加盐酸调节 pH 至 5.0，4℃过夜，9 610g 离心 10min，取上清，加氯化钠至浓度 1%，加 PEG（MW6000）至浓度 8%，4℃搅拌 4h；

③溶液 15 000g 离心 30min，沉淀用 0.05mol/L pH7.0 的柠檬酸钠缓冲液悬浮，4℃

搅拌过夜，7 740g 离心 10min，取上清，上清液于 193 685g 下离心 4h，去上清，沉淀悬浮在 0.05mol/L 柠檬酸钠缓冲液中，4℃搅拌过夜；

④悬浮液 7 310g 离心 10min，上清经 10%～40%蔗糖梯度离心（193 685g）3h，吸取病毒带即为纯化的 ArMV；

⑤用紫外分光光度计测定提纯病毒溶液的 260nm 读数，用此读数除以 ArMV 的吸光常数计算溶液的病毒浓度。

2. ArMV 抗血清的制备（Wayne et al.，1972；Voller et al，1976）　取 1mg 提纯的 ArMV 静脉注射新西兰大白兔，于第一次注射后 8d、15d、22d 和 29d，分别肌肉注射 1mg 用 1mL 完全弗氏佐剂乳化的 ArMV，末次注射 1 周后静脉采血，用琼脂双扩散法检测血清效价。最后一次注射后 21d 取兔血液，将血液置于 4℃冰箱中，待血清析出后，吸取析出的血清即为 ArMV 抗体，分装于灭菌后的小离心管中，-20℃保存备用。

3. ArMV 抗血清效价测定　采用间接 ELISA 法对制备的 ArMV 抗血清效价进行测定（具体步骤参照第八章第三节）。

（二）ELISA 法检测 ArMV 的基本步骤

ELISA 法检测 ArMV 的具体步骤参照第八章第三节中 ELISA 法检测 CGMMV 的基本步骤。

二、RT-PCR 检测 ArMV

（一）引物的设计

根据 NCBI 数据库中公布的 ArMV *CP* 基因序列，利用软件 Perimer 5.0 设计特异引物，Ar-F：5′-AAAGTGGATCACCGCTGGA-3′；Ar-R：5′-TGCTGCCTCAAACTCAGCAT-3′，预期目的扩增片段大小为 364bp。

（二）病叶总 RNA 的提取及 RT-PCR

取 0.1g 新鲜病叶，加液氮研细，加入 1mL Trizol，混匀，倒入 1.5mL 离心管中。4℃ 12 000r/min 离心 10min，将上清液倒入一个新的离心管中。加入 0.5mL 氯仿，猛烈振荡 15s，4℃ 12 000r/min 离心 15min。小心吸取上层无色水相到另一离心管中，重复加氯仿抽提 1 次。加入等体积异丙醇，混匀，室温静置 10min，4℃ 12 000r/min 离心 10min，保留沉淀。加入 1mL 预冷的 75%乙醇悬浮沉淀，4℃ 12 000r/min 离心 10min。沉淀真空离心干燥 5min。加入 30μL DEPC 水溶解沉淀，-80℃保存备用。

20μL 反转录体系为：8μL DEPC 水，5×Buffer 缓冲液 4μL，5μmol/L 普通下游引物 1μL，10mmol/L dNTP 2μL，40U/μL RNasin 1μL、3μL 总 RNA，200U/μL M-MLV 反转录酶 1μL。先加入 DEPC 水、dNTP、下游引物和总 RNA，再加入其他试剂，42℃水浴 15min，95℃加热 5min，然后置于冰上冷却，得到的 cDNA 直接用于第二链的合成。

PCR 反应体系为：取 2μL 反转录产物，加 2.5μL 10×PCR Buffer（含有 Mg^{2+}）、

18.2μL DEPC 水，5μmol/L 上、下游引物各 0.5μL，10mmol/L dNTP 1μL，5U/μL *Taq* 酶 0.3μL，总体系为 25μL，混匀后进行 PCR。扩增条件为 94℃预变性 3min；94℃变性 30s，53℃复性 30s，72℃延伸 30s，循环 30 次；72℃延伸 10min，保存于 4℃环境下。反应结束后，PCR 扩增产物进行 1.0%琼脂糖凝胶电泳，用凝胶成像系统检测。

按照上述步骤分别以感染 ArMV 的烟草、番茄及健康烟草叶片中提取的总 RNA 为模板进行 RT-PCR 扩增反应，PCR 产物经电泳检测，从检测结果（图 9-2）可以看出，所有感染了 ArMV 的植物均可在 364bp 处扩增到一条预期大小的条带，而未感染病毒的健康植物则无法扩增出该条带，说明该方法用于检测 ArMV 具有很好的可靠性。将南芥菜花叶病毒 RNA 模板含量为 1 700ng/μL 的储存液以 10 倍梯度稀释 6 次后，各取 2μL 进行 RT-PCR 检测，结果表明，当 RNA 模板含量为 1 700pg/μL 时仍可在 PCR 产物中检测到 364bp 的扩增条带，说明本方法的检测灵敏度为 1.7pg/mL（图 9-3）。

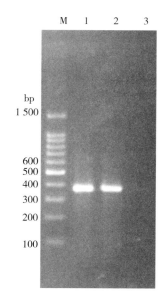

图 9-2　ArMV 的 RT-PCR 检测

注：M 为 marker，泳道1为发病烟草，泳道2为发病番茄，泳道3为健康植物组织。

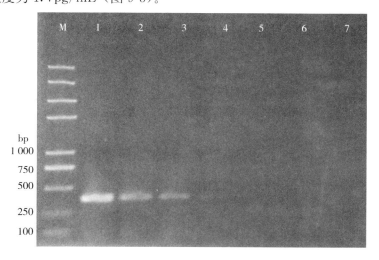

图 9-3　RT-PCR 检测 ArMV 的灵敏度测定

注：M 为 marker，泳道 1 为 17 00ng/μL，泳道 2 为 170ng/μL，泳道 3 为 17ng/μL，泳道 4 为 1.7ng/μL，泳道 5 为 0.17ng/μL，泳道 6 为 0.017ng/μL，泳道 7 为 0.0017ng /μL。

三、实时荧光 RT-PCR 检测 ArMV

（一）TaqMAN 探针及引物的设计与合成（邓丛良 等，2008）

根据美国 NCBI 核酸数据库中 ArMV 基因组 RNA *CP* 基因序列保守区，设计引物，探针 5′端标记报告荧光染料 6-carboxy fluorescent（FAM），3′端标记淬灭荧光染料 Tetra-methylcarboxyrhoda mine（TAMAR），引物和探针由宝生物工程有限公司合成。实时荧光 PCR 引物序列为：正向引物：5′-CACTGTAGCCCTTGGAGATAATCCC-3′；反向引物：5′-GCCTTCAGGTCCCACATTAACTTT-3′；探针：FAM-CTCACATGATAGCTTGTCATGCACTCC-TAMRA。

（二）病叶总 RNA 的提取及 RT-PCR

具体步骤参照第九章第三节 RT-PCR 检测 ArMV。

（三）实时荧光 RT-PCR 检测（邓丛良 等，2008）

在 96 孔反应板上使用 PCR Core reagent Kit，总体积为 $25\mu L$。按下列体系加样：$ddH_2O\ 11.7\mu L$，$2.5\mu L\ 10\times TaqMAN$ PCR master mix buffer，$0.5\mu L$（$20\mu mol/L$）正向引物，$0.5\mu L$（$20\mu mol/L$）反向引物，$0.1\mu L$ 探针（$10\mu mol/L$）。使用实时数据采集模式，循环反应参数为 95℃ 10min，然后 95℃ 15s，60℃ 40s，循环 40 次。以携带 ArMV、TRV、LSV、TRSV、ToRSV 的植物材料和健康的唐菖蒲种球作为对照。

从扩增曲线（图 9-4）可看出，ΔRn 曲线增长的是携带 ArMV 病毒的唐菖蒲种球，而携带 TRV、LSV、TRSV、ToRSV 的阳性材料和阴性对照以及空白对照的 ΔRn 没有增长。检测结果表明实时荧光 PCR 对 ArMV 检测有特异性反应（Ct 值为 29.5），而对其他 4 种病毒和阴性对照没有反应（Ct 值为 40）。

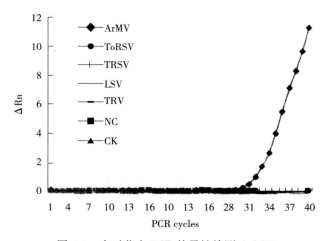

图 9-4　实时荧光 PCR 特异性检测 ArMV

实时荧光 PCR 分析是国际上最近几年发展的新技术，该技术结合了荧光检测系统和 RT-PCR 扩增系统，在 PCR 扩增的过程中就能检测模板 DNA 的有无，简化了检测程序。采用了荧光信号放大，其检测灵敏度得到大大提高，而且不易出现污染产生假阳性结果，其优越的特点使之在植物检疫中具有广阔的应用前景（郭立新 等，2006）。

四、免疫胶体金层析试纸条检测 ArMV

目前，国内检测南芥菜花叶病毒的方法主要有酶联免疫吸附测定（ELISA）、电镜技术和 RT-PCR 技术，这些技术不仅需要在实验室进行检测，而且有的操作步骤烦琐，检测周期长，灵敏度低，有的易于造成交叉污染，出现假阳性结果。胶体金免疫试纸条检测法的优点在于无需借助实验室设备和专业技术人员，只需要取少量的植物汁液滴在试纸条的样品垫上，便可在十几分钟甚至几分钟内得到检测结果，具有安全简便、无放射性污染、灵敏度高、结果准确、成本低等特点，适合口岸现场快速诊断。下面简要介绍南芥菜花叶病毒免疫胶体金层析试纸条的制作与使用方法。

（一）南芥菜花叶病毒免疫胶体金层析试纸条的制作

1. 南芥菜花叶病毒多克隆抗体的制备　用于制作免疫胶体金层析试纸条的抗病毒抗体可以是多克隆抗体，也可以是单克隆抗体，还可以是基因工程抗体，有关 ArMV 多克隆抗体的制备请参照本章第三节酶联免疫吸附反应检测 ArMV 中南芥菜花叶病毒抗血清的制备，其他抗体的制备请参照相关参考资料。

2. 多克隆抗体的纯化　具体步骤参照第十章第三节免疫胶体金层析试纸条检测。

3. 20～30nm 胶体金颗粒的制备　取 1% 氯金酸 0.6mL，加 30mL 超纯水加热煮沸。加 37℃ 预温的 1% 柠檬酸钠 0.9mL，快速一次加入，溶液由蓝逐渐变为紫红色，煮沸 3～5min，补水至原体积。冷却后，用 0.2mol/L 碳酸钾调 pH 至 7.2～7.5。用 0.22μm 滤膜无菌注射器压滤。

4. 胶体金-抗体结合物的制备　取 1mg 纯化的南芥菜花叶病毒抗体，边搅拌边加入到 50mL 胶体金溶液中，室温下搅拌 1h。加 10% 牛血清白蛋白至终浓度为 0.4%，室温下搅拌 5min。加 10% 聚乙二醇（PEG2000）1mL，室温下搅拌 5min。于 12 000～15 000r/min 下离心 50min，沉淀溶于 5mL 保存液中。用 0.45μm 滤膜过滤。4℃ 冰箱保存。

5. 胶体金-抗体结合物玻璃纤维素膜的制备　取 3mL 胶体金抗体结合物，加 3mL 稀释液混匀。放入玻璃纤维素膜浸泡 10min。取出置 37℃ 烤箱中烤干，热合封口，置 4℃ 冰箱备用。

6. 抗体固相硝酸纤维素膜的制备　取南芥菜花叶病毒抗体用固相溶液稀释成 3mg/mL。取羊抗兔抗体用固相溶液稀释成 1mg/mL。分别取两种抗体 1μL，点在硝酸纤维素膜上。将固相抗体硝酸纤维素膜置封闭液中，37℃ 水浴锅中孵育 1h。取出固相抗体硝酸纤维素膜浸泡在洗涤液中漂洗 2 次，室温下风干，置 4～8℃ 冰箱中保存备用。

7. 试纸条的组装　在双面胶白色塑料板 25mm 端内侧黏附抗体固相硝酸纤维素膜。在双面胶白色塑料板 25mm 端中间黏附金标抗体结合物-玻璃纤维素膜条带，并在其上面覆盖 1 条 25mm 宽的玻璃纤维素条与抗体固相 NC 膜重叠 2mm，再黏附 1 层黄色胶带。在双面胶白色塑料板 50mm 端黏附 32mm 宽的吸水纸，与抗体固相硝酸纤维素膜重叠 2mm，并黏附 1 层胶带。用裁纸刀切成 5mm 宽的条带。

（二）免疫胶体金层析试纸条的使用方法

1. 试纸条的检测步骤　取出试纸条恢复至室温。将胶体金复合物端插入 300～400μL 离心后的待测样品液中，10min 左右判断结果。若试纸条仅在质控点（加羊抗兔抗体）出现粉红色点而检测点（加南芥菜花叶病毒抗体）未显色，结果为阴性；若试纸条质控点和检测点均出现粉红色点，结果为阳性；若试纸条质控点和检测点均没有显色，则说明此试纸条已经失效，结果无效。

2. 试纸条特异性测试（魏梅生 等，2006） 用南芥菜花叶病毒试纸条检测南芥菜花叶病毒时，质控点和检测点均出现紫红色结果，呈阳性反应。而对健康和缓冲液对照检测的结果，仅质控点线出现紫红色，检测线未出现紫红色，结果是阴性。用制备的试纸条检测烟草环斑病毒时结果也呈阴性，说明试纸条检测的特异性强。

3. 试纸条检测灵敏度 用上述方法制备的南芥菜花叶病毒试纸条对系列浓度梯度的南芥菜花叶病毒进行检测，从而确定试纸条的灵敏度。从检测结果（表 9-1）可以看出，该试纸条对 ArMV 的检测灵敏度为 1 000ng/mL。

表 9-1 免疫胶体金试纸条相对灵敏度试验结果

检测方法	粗提纯病毒（ng/mL）				
	10 000	1 000	100	10	1
酶联 OD_{405}	0.973	0.564	0.292	0.134	0.113
胶体金层析	+	+	—	—	—

五、逆转录环介导等温扩增技术检测 ArMV（郭立新 等，2013）

环介导等温扩增（LAMP）技术是 Notomi 首先提出来的一种新的核酸扩增技术（Notomi et al.，2000），该技术依赖于能够识别靶序列上 6 个特异区域的引物和一个具有链置换特性的 DNA 聚合酶，在等温条件下可高效扩增靶基因，具有灵敏度和特异性高的特点。下面简要介绍逆转录环介导等温扩增技术检测 ArMV 的方法。

（一）总 RNA 的提取

分别对待测样品及健康植物样品使用 RNeasy Plant Mini Kit 进行植物总 RNA 提取，具体操作见试剂盒说明书。用核酸蛋白质分析仪测定各提取总 RNA 的 D_{260} 及 D_{280}，计算核酸的浓度和纯度。

（二）RT-LAMP 引物的设计和合成

从 GenBank 调出所有南芥菜花叶病毒外壳蛋白基因序列，利用 DNAMAN 6.0.40 软件进行比对分析，找出 ArMV 外壳蛋白基因序列的保守区，利用 LAMP 引物设计软件 PrimerExplorer V4（http：//primerexplorer.jp clamp 4.0.0/index.htm1）设计引物。

外侧上游引物 Ar-F3：5′-ACTGCGCTTATTGGATGC-3′；外侧下游引物 Ar-B3：5′-GAACGCTGAAAAGTCAACC-3′；内侧上游引物 Ar-FIP：5′-TTCTCCACTTGGGGCAATTGGGCAGCGAGCTCTTTTACG-3′；内侧下游引物 Ar-BIP：5′-TGGTCGTGCAAATCAATGAAATTGAGGAAATAATAATCATTAGGGAAGGA-3′。

（三）逆转录环介导等温扩增检测

以感染 ArMV 的样品 Ar-D、YP、Ar-A 总 RNA 为模板，健康植物叶片总 RNA 为阴性对照，水为空白对照，利用各组引物进行 RT-LAMP 检测，即在 $25\mu L$ 反应体系中加入 $2\mu L$ Ar-FIP（$20\mu mol/L$），$2\mu L$ Ar-BIP（$20\mu mol/L$），$0.25\mu L$ Ar-F3（$20\mu mol/L$），$0.25\mu L$ Ar-B3（$20\mu mol/L$），$12.5\mu L$ $2\times$ Reaction Mix，$1\mu L$ Enzyme Mix，$2.5\mu L$ RNA，无 RNA 酶的 ddH$_2$O 补至 $25\mu L$。反应条件为：$60℃$ $60min$。检测结果如图 9-5，从图中可看出，3 个感染 ArMV 的样品均可检出 ArMV。

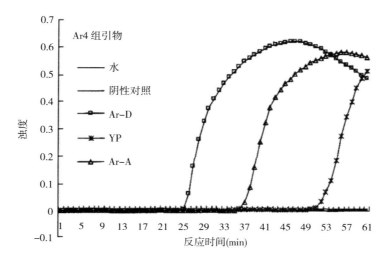

图 9-5　RT-LAMP 检测结果

（四）RT-LAMP 引物特异性检测

以番茄环斑病毒（*Tomato ringspot virus*，ToRSV）、烟草环斑病毒（*Tobacco ringspot virus*，TRSV）、南方菜豆花叶病毒（*Southern bean mosaic virus*，SBMV）及菜豆荚斑驳病毒（*Bean pod mottle virus*，BPMV）和 Ar-A 总 RNA 为模板，按逆转录环介导等温扩增检测的体系和条件进行 RT-LAMP 反应。从检测结果（图 9-6）可以看出，引物有较强的特异性，5 种大豆病毒中仅能检出 ArMV，不能检出 ToRSV、TRSV、SBMV 和 BPMV。

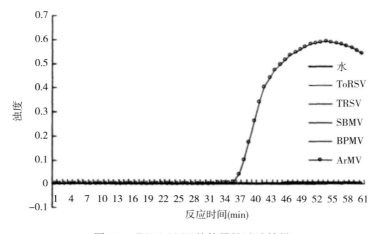

图 9-6　RT-LAMP 的特异性试验结果

(五) RT-LAMP 灵敏度检测

以 Ar-A 总 RNA 为模板，用无 RNA 酶的 ddH$_2$O 稀释总 RNA 进行相对灵敏度检测，反应在 25μL 反应体系中进行，总 RNA 分别为 20ng、2ng、200pg、20pg、2pg、200fg 和 20fg。结果（图 9-7）显示，RT-LAMP 检测方法的最小检测限为 20pg。

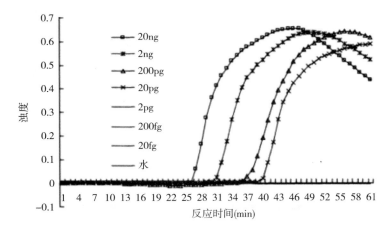

图 9-7　RT-LAMP 相对灵敏度试验结果

(六) ArMV 的 RT-LAMP 目视检测

以感染 ArMV 的样品 Ar-D、YP、Ar-A 总 RNA 为模板，健康大豆叶片总 RNA 为阴性对照，水为空白对照，进行 RT-LAMP 目视荧光检测，即在 25μL 反应体系中加入 2μL Ar-FIP（20μmol/L），2μL Ar-BIP（20μmol/L），0.25μL Ar-F3（20μmol/L），0.25μL Ar-B3（20μmol/L），12.5μL 2×Reaction Mix，1μL Enzyme Mix，1μL Fluorescent Detection Reagent，2.5μL RNA，用无 RNA 酶的 ddH$_2$O 补至总体积 25μL。反应条件为：60℃ 70min，95℃ 2min。RT-LAMP 扩增结束后，在正常光照条件下，肉眼可观察到 Ar-D、YP 和 Ar-A 三个阳性分离物反应管颜色明显变为黄绿色，而空白对照与阴性对照反应管颜色没有改变（图 9-8）。

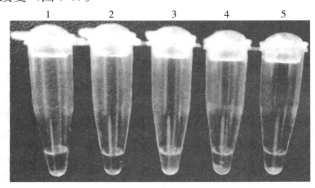

图 9-8　ArMV 的 RT-LAMP 目视检测结果
注：1 为水，2 为阴性对照，3 为 Ar-D，4 为 YP，5 为 Ar-A。

　　实时浊度 RT-LAMP 检测方法与以往检测 ArMV 的方法相比，具有如下优点：①操作简单。RT-LAMP 在 $60\sim65$℃ 恒温条件下进行，不需要复杂仪器设备，只需维持恒温的水浴锅或金属浴就可完成。且可通过在反应液中加入钙黄绿素，反应结束后裸眼观察颜色变化，通过观察荧光的有无可判断是否有扩增（Norihiro et al.，2008），不需电泳仪和紫外观测。②特异性高。该技术通过 4 条引物识别靶基因 6 段不同的序列，在很大程度上提高了检测的特异性。③高效灵敏。该技术在恒温条件下进行，不需通过温度循环实现基因扩增，且反转录可与 PCR 一步进行，节约了时间。60min 内 DNA 能扩增到 $10^9\sim10^{10}$ 倍，其灵敏度与 PCR 相当。因此，RT-LAMP 技术检测 ArMV 适合基层应用，有很好的应用前景。

（陈启建）

◆ **主要参考文献**

邓丛良，吕玉峰，梁新苗，等.2008. 应用 RT-Realtime PCR 检测南芥菜花叶病毒 [J]. 植物检疫，22
　　（2）：80-82.

郭立新，向本春，陈红运，等.2006. 实时荧光 RT-PCR 一步法检测苹果茎沟病毒 [J]. 植物病理学报，
　　36（1）：57-61.

郭立新，谭毅，刘永丰，等.2013. 逆转录环介导等温扩增技术检测南芥菜花叶病毒 [J]. 植物保护，
　　39（2）：91-95.

洪霓.2005. 植物病害检疫学 [M]. 北京：科学出版社.

李桂芬，马洁，朱水芳，等.2011. 南芥菜花叶病毒单克隆抗体的研制及检测应用 [J]. 植物检疫，25
　　（6）：330-332.

廖富荣，于翠，张永江，等.2012.GB/T28073—2011 南芥菜花叶病毒检疫鉴定方法 [S]. 北京：中国
　　标准出版社.

马新颖，汪琳，任鲁风，等.2007. 从荷兰进口植物中检出南芥菜花叶病毒 [J]. 植物保护学报，34
　　（2）：217-218.

魏梅生，李桂芬，张周军，等.2002. 胶体金免疫层析法快速检测烟草环斑病毒[J]. 植物检疫，16（2）：
　　81-83.

魏梅生，刘洪义，李桂芬，等.2006. 马铃薯 X 病毒和马铃薯 Y 病毒胶体金免疫层析试制条的研制 [J].
　　植物保护，32（6）：139-141.

于翠，杨翠云，杨艳，等.2005. 从进水仙上检测出南芥菜花叶病毒 [J]. 植物检疫，8（19）：359-361.

于翠，杨翠云，张舒亚，等.2008. 南芥菜花叶病毒的几种 PCR 检测方法的建立和比较研究 [J]. 植物
　　病理学报，38（4）：388-393.

张有才，陈宪斌，焦慧燕.1993. 新的外检对象——南芥菜病毒（ArMV）[J]. 北方园艺（4）：47-48.

张有才，陈宪斌，焦慧燕.1994. 南芥菜病毒（ArMV）[J]. 植物检疫（8）：284-285.

Norihiro T，Yasuyoshi M，Hidetoshi K，et al. 2008. Loop-mediated isothermal amplification（LAMP）of
　　gene sequences and simple visual detection of products [J]. Nature Protocols，3（5）：877-882.

Notolni T，Okayama H，Masubuchi H，et al. 2000. Loop-mediated isothermal amplification of DNA [J].
　　Nucleic Acids Research，28（12）：63-69.

Smith K M，Markham R. 1944. Two new viruses affecting tobacco and other plants [J]. Phytopathology，

34：324-329.

Voller A，Barilett A，Bidwell D E，et al. 1976. The detection of viruses by enzyme-linked immunosorbent assay（ELISA）［J］. Journal of General Virology，33：165-167.

Wayne T C，Procter H. 1972. Arabis mosaic virus in Cyphomandra betaceae Sendt［J］. New Zealand Journal of Agricultural Research，15：395-404.

第十章
番木瓜环斑病毒快速检测

第一节 概 述

番木瓜环斑病毒（*Papaya ringspot virus*，PRSV）是马铃薯 Y 病毒属的重要成员，是引起番木瓜病毒病的重要病毒之一。20 世纪 40 年代美国首次报道了此病毒（Jensen，1949）。我国于 20 世纪 50 年代初引进了番木瓜进行种植生产，1959 年便在番木瓜上发现了该病毒，1962 年后 PRSV 在我国广泛流行（任佩瑜 等，1964）。番木瓜植株一旦受到 PRSV 的侵染，死亡率可高达 90%，使番木瓜生产受到毁灭性的打击。2000 年我国海南省种植的上千亩番木瓜因 PRSV 的侵染而几乎绝收（魏亚军 等，2006）。由于 PRSV 的严重为害，我国多个地区番木瓜生产被迫采取春植秋砍的种植方式，即春天的时候将番木瓜幼苗种下，而在秋天的时候将树砍掉，使多年生的番木瓜人为变成一年生的植物，不但给生产带来了很大的麻烦，同时也造成了严重的经济损失。

PRSV 依寄主范围的不同，将其分为 PRSV-P 型和 PRSV-W 型两大株系。W 型和 P 型株系之间的血清学关系甚密，因此在血清学上无法区分，但两者侵染的寄主范围不同。PRSV-P 型可侵染番木瓜以及一些葫芦科植物，而 PRSV-W 型只能侵染葫芦科植物，却不能侵染番木瓜。迄今 PRSV 已在世界各地形成了不同的株系，目前国内外报道的 PRSV 分离物或株系有 36 种（黄江华 等，2008），包括我国台湾 12 个，日本 5 个，美国 3 个，澳大利亚 2 个，泰国、越南和巴西各 1 个。各地又依 PRSV-P 型株系的特点，将 PRSV-P 型分为不同的株系，如我国蔡建和等根据 PRSV 在西葫芦上产生的症状不同，将 PRSV 分为 4 个株系，分别为引起叶面黄色斑点的 Ys 株系，使叶脉出现灰白色褪绿的 Vb 株系，引起叶片花叶的 Sm 株系和造成叶片卷曲的 Lc 株系（蔡建和 等，1994）。

PRSV 粒体为长 760～800nm，宽约 12nm 的线状病毒颗粒，电镜下观察 PRSV 侵染的番木瓜病叶切片，可以看到典型风轮状内含体（吴方城 等，1983）。PRSV 粒体由外壳蛋白（coat protein，CP）和 RNA 组成，其中蛋白质含量为 94.6%，核苷酸含量为 5.5%。PRSV 的外壳蛋白由 3 种蛋白亚基组成（Gonsalves et al.，1980），大小分别约为 36kDa、30kDa、26kDa，当 PRSV 提取物放置两个月后再对其中的外壳蛋白亚基进行检测时，由于 36kDa 的病毒外壳蛋白不稳定而水解成了另外两种较小的蛋白，所以往往检测不到 36kDa 的蛋白，只能检测到其他两种分子量较小的蛋白。PRSV 在自然界的主要传播介体是蚜虫，包括棉蚜、桃蚜、玉米蚜、马铃薯蚜、花生蚜，其传播方式属于非持久性传播，只需几秒到几十秒钟就可成功传毒（张德雍 等，1995）。此外，该病毒还可经带毒汁液摩擦传播。由于番木瓜环斑病毒可以通过汁液摩擦和介体蚜虫传播，因而农事操作或田间植物叶片间的自然接触摩擦及介体昆虫的取食等都极易造成病毒传播，因此，快速、可靠、灵敏的检测方法对田间病株的早期诊断和该病的防治就显得十分重要，为此，本章介绍了几种常用的番木瓜环斑病毒的快速检测方法。

第二节　形态检测

有关浸蘸法和免疫吸附电镜法检测番木瓜环斑病毒形态的具体步骤参照第八章第二节，这里不再重述，采用这两种方法可在透射电子显微镜下观察到长 760～800nm，宽约 12nm 的线状 PRSV 粒体（图 10-1）。下面简要介绍超薄切片法检测植物病组织中 PRSV 的基本流程（刘志昕 等，1992）。

取出现斑驳、皱缩、畸形等典型番木瓜环斑病毒病症状的番木瓜叶片，将其切成 1mm 的长条放入 4％戊二醛溶液中固定，抽气使材料下沉，在 4℃下放置过夜，取出病叶用 0.1mol/L pH7.0 的磷酸缓冲液冲洗后，用 1％锇酸固定 4h，再经 0.1mol/L pH7.0 的磷

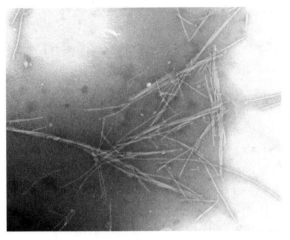

图 10-1　PRSV 的电镜照片（20 000×）

酸缓冲液冲洗、乙醇系列脱水、环氧丙烷置换、环氧树脂浸透，包埋于 Epon 812 树脂中，置于 42℃下聚合 24h，再置于 60℃下聚合 24h，将包埋块用超薄切片机切片，切片用醋酸双氧铀和柠檬酸铅双重染色，将切片置于透射电子显微镜观察并照像。

在感病番木瓜叶片超薄切片中，可观察到细胞质中存在大量的线状病毒粒体，其横断面呈圆点状，纵切面可观察到粒体的弯曲形态。某些细胞中还观察到丰富的柱状内含体，其横切面是风轮状和卷轴状，以及不同角度的片层结构。这些是马铃薯 Y 病毒属成员的典型特征，可认为该种材料中的病毒是番木瓜环斑病毒。

第三节　快速分子检测

一、酶联免疫吸附反应检测 PRSV

（一）番木瓜环斑病毒抗血清的制备

1. PRSV 病毒粒体的提纯

①将 PRSV-Vb 株系摩擦接种于系统感染寄主西葫芦上，以出现典型症状的西葫芦叶片为提纯 PRSV 的材料；

②取 100～500g 的病叶于研钵中，加入液氮至没过病叶，迅速用研磨棒将病叶研磨成粉末，将粉末转移至烧杯中，按质量体积比为 1：（2～3）加入 4℃下预冷的磷酸缓冲液 A，所述的磷酸缓冲液 A 浓度为 0.5mol/L，pH7.2，另含 0.1mol/L 乙二胺四乙酸二钠，1mol/L 脲，0.3％（w/v）Na_2SO_3，0.5％（w/v）tritonX-100；

③在 4℃下搅拌 1h 得悬浊缓冲液，按悬浊缓冲液：混合液体积比为 5：3 加入 CCl_4 与

CHCl₃的等体积混合液，4℃下搅拌 30min，3 000g 离心 15min，取上层溶液；

④上层溶液经 6 000g 离心 15min，取上清液 C 加入 PEG6 000 和 NaCl 至终浓度分别为 6％（w/v）和 3％（w/v），搅拌溶解后于 4℃下静置 2～10h，6 000g 离心 15～30min，去上清留沉淀；

⑤加入上清液 C1/5 体积的 0.1mol/L pH7.2 的磷酸缓冲液 B，所述的磷酸缓冲液 B 浓度为 0.1mol/L，pH7.2，另含 0.01mol/L 乙二胺四乙酸二钠，1mol/L 脲，0.3％ Na₂SO₃，0.5％ tritonX-100，4℃下磁力搅拌 4～8h，10 000g 离心 15min，取上清液；

⑥上清液中加入 PEG6000 和 NaCl 至终浓度分别为 6％（w/v）和 3％（w/v），搅拌溶解后于 4℃下静置 2～6h，6 000g 离心 15min，去上清留沉淀；

⑦加入上清液 C1/20V₀的磷酸缓冲液 B，4℃下搅拌 1～2h，8 000g 离心 15min，取上清液；

⑧上清液小心加到 20％（w/v）的蔗糖垫上，110 000g 离心 1.5～2h，去上清取沉淀，沉淀加入 2～4mL 0.1mol/L pH7.2 的磷酸缓冲液溶解后即为病毒粗提液；

⑨在离心管中依次加入含 0.7mol/L、0.5mol/L、0.3mol/L 和 0mol/L 硫酸铯的 30％蔗糖溶液各 3mL，于 4℃冰箱中静置 8～12h，使蔗糖硫酸铯溶液形成连续梯度，将病毒粗提液加到连续梯度溶液上，立即在 4℃ 160 000g 下离心 3h，取出离心管，在暗室中用手电筒照射离心管可见亮黄色病毒条带，小心吸取病毒条带部位的溶液，用 1～3mL 磷酸缓冲液 B 稀释；

⑩稀释后的病毒溶液于 4℃ 100 000g 下离心 1～2h，沉淀即为提纯的番木瓜环斑病毒，用少量 0.01mol/L pH7.2 的 PBS 悬浮后于－20℃保存备用。

2. PRSV 抗血清的制备 将提纯的 PRSV 用 0.1mol/L pH7.2 的磷酸缓冲液稀释成浓度为 2mg/mL，取 1mL 稀释后的 PRSV，加入 1mL 完全弗氏佐剂，充分乳化后肌肉注射新西兰大白兔，于第一次注射后 10d、17d、24d 和 31d 分别注射 1mL 稀释后的 PRSV 和 1mL 不完全弗氏佐剂的乳化液，最后一次注射后 10d 取兔血液，将血液置于 4℃冰箱中，待血清析出后，吸取析出的血清即为 PRSV 多克隆抗体，分装于灭菌后的小离心管中，－20℃保存备用。

3. PRSV 抗血清效价测定 采用间接 ELISA 法对制备的 PRSV 抗血清效价进行测定（具体步骤参照第八章第三节），从测定结果（表 10-1）可知，PRSV 抗血清稀释 1：51 200 时，其相应的阳性对照 OD_{405} 值与阴性对照的 OD_{405} 值的比值仍大于 2，当抗血清稀释 1：102 400 时，其相应的阳性对照 OD_{405} 值与阴性对照的 OD_{405} 值的比值则小于 2，说明制备的抗血清效价为 1：51 200，测定结果中阴性对照的 OD_{405} 值均较低，与空白对照值接近，表明所制备的抗血清具有较高的效价和较强的特异性。

表 10-1 制备的番木瓜环斑病毒的抗血清效价

血清稀释度 （v/v）	阳性 OD_{405} 值	阴性 OD_{405} 值	空白 OD_{405} 值	血清稀释度 （v/v）	阳性 OD_{405} 值	阴性 OD_{405} 值	空白 OD_{405} 值
1：200	1.056	0.264	0.116	1：6 400	0.693	0.151	0.112
1：400	1.015	0.236	0.117	1：12 800	0.536	0.138	0.109
1：800	0.978	0.213	0.116	1：25 600	0.385	0.127	0.106
1：1 600	0.940	0.188	0.112	1：51 200	0.317	0.120	0.103
1：3 200	0.846	0.175	0.110	1：102 400	0.228	0.122	0.100

4. PRSV 抗血清最适工作浓度测定　根据制备的 PRSV 抗血清效价，将其用 PBST-PVP 缓冲液分别按 1∶500、1∶1 000、1∶1 500、1∶2 000、1∶2 500、1∶3 000（v/v）进行稀释，病叶和健叶分别用碳酸盐包被缓冲液按 1∶10、1∶20、1∶40（w/v）的稀释度进行稀释，酶标羊抗兔抗体按厂家说明书要求选用其最适工作浓度（稀释 30 000 倍），采用 ELISA 方法对 PRSV 抗血清的工作浓度及样品的稀释度进行组合测定，从结果（图10-2）可看出，当病叶的稀释度为 20 倍，PRSV 抗血清稀释度为 1∶2 000（v/v）时，其 OD_{405} 与阴性对照值的比值最高，因此确定采用间接 ELISA 法测定 PRSV 时，PRSV 抗血清的适宜工作浓度为：当酶标抗体采用其最适工作浓度（1∶30 000）时，抗血清的最适浓度为 1∶2 000，样品的稀释度为 1∶20。

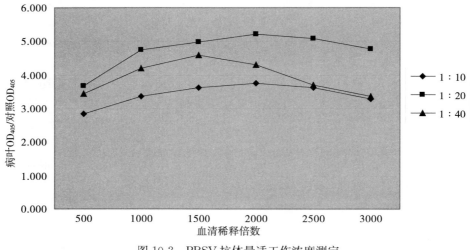

图 10-2　PRSV 抗体最适工作浓度测定

（二）ELISA 法检测 PRSV 的基本步骤

ELISA 法检测 PRSV 的具体步骤参照第八章第三节中 ELISA 法检测 CGMMV 的基本步骤。

二、RT-PCR 检测 PRSV

（一）引物设计

根据 NCBI 数据库中已知的 PRSV *CP* 基因序列，利用软件 Perimer 5.0 设计特异引物，SP-F：5′-CGGGATCCATGGTGGACGCTGGTTTGAAT-3′；SP-R：5′-CGAGCTCGACATCTTCCACTGTGTGTCTC-3′，预期目的扩增片段大小为 810bp。

（二）病叶总 RNA 的提取及 RT-PCR

称取 PRSV 病叶 0.1g 放于预先灭菌的研钵中，加入液氮充分研磨至粉末，迅速加入 1mL Trizol，解冻后移入 1.5mL 的离心管中，室温静置 5min 后，于 4℃ 13 400g 离心 10min，取上清，加入 200mL 氯仿，盖好管盖，漩涡剧烈震荡 15s，室温静置 3min。4℃

13 400g 离心 15min，样品分为三层，小心吸取最上层的水相（约 500μL），加入等体积的异丙醇，混匀，室温放置 20min。4℃ 13 400g 离心 10min，去上清，沉淀用 1mL 75％乙醇洗涤 3 次，每次洗后，于 4℃ 2 300g 离心 3min，弃上清，第一次洗后将沉淀轻轻弹起，最后一次离心后用枪头吸干剩余的液体，室温放置晾干后加入 30～50μL 的 DEPC 水溶解 RNA，用于 cDNA 第一链合成。

反转录体系：取模板 RNA 2.0μL 于 70℃变性 10min，瞬离后置于冰浴上，再依次加入下列试剂：25mmol/L 的 MgCl$_2$ 2.0μL，10×RT Buffer 1μL，10mmol/L dNTP 混合物 1μL，重组的 Rnasin 核酸酶抑制剂 0.25μL，AMV 反转录酶 1μL，引物 SP-R 0.5μL，用 Rnase-Free H$_2$O 补足至总体积为 10μL。将反应体系于 42℃恒温水浴 15min，之后于 95℃加热 5min，然后置于冰上冷却，得到的 cDNA 即可用于 PCR 扩增。

PCR 扩增体系：取 1.0μL cDNA 作为模板，PCR 反应体系为：10×PCR 缓冲液 2.5μL，LA *Taq* DNA 聚合酶 0.25μL，2.5mmol/L dNTP Mix 4.0μL，SP-R 和 SP-F 引物各 1.0μL，加双蒸水至总体积 25μL。扩增条件为 94℃预变性 2min；94℃变性 30s，54℃退火 30s，72℃延伸 1min，循环 30 次；最后于 72℃延伸 10min。反应结束后，PCR 扩增产物进行 1.0％琼脂糖凝胶电泳，用凝胶成像系统检测拍照。

按照上述步骤分别对接种了 PRSV 的番木瓜（*Carica papaya*）、南瓜（*Cucurbita moschata*）、西葫芦（*Cucurbita pepo*）、黄瓜（*Cucumis sativus*）上的 PRSV 进行 RT-PCR 检测，从检测结果（图 10-3）可以看出，所有感染了 PRSV 的植物均可在 810bp 处扩增到一条预期大小的条带，而未感染病毒的健康植物则无法扩增出该条带，说明该方法用于检测 PRSV 具有很好的可靠性，其检测灵敏度可达 0.7pg/mL。

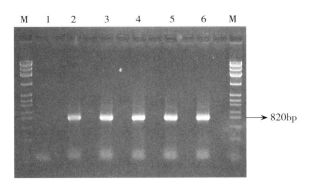

图 10-3　PRSV 的 RT-PCR 检测

注：M 为 DNA marker，泳道 1 为健康番木瓜，泳道 2 为发病番木瓜，泳道 3、4 为发病南瓜，泳道 5 为发病西葫芦，泳道 6 为发病黄瓜。

三、核酸斑点杂交法检测 PRSV（姜玲 等，2007）

（一）cDNA 探针的制备

按上述 RT-PCR 检测 PRSV 中提取总 RNA 的方法提取番木瓜病叶中的总 RNA，根据 GenBank 中报道的番木瓜环斑病毒的外壳蛋白 *CP* 基因序列（登录号为 AF469066）设计 1 对引物，RPS-F：5′-TTAGTTGCGCATACCCAGGAGAGTG-3′；RPS-R：5′-AT

GTCCAAGAATGAAGCTGTGGAT-3′，用于反转录、PCR 体外扩增和探针的制备。采用 TaKaRa One Step RNA PCR Kit（AMV）进行 PRSV *CP* 基因特异性反转录和扩增反应。RT-PCR 反应条件为：48℃，45min，94℃变性 30s，61～56℃退火 30s，每循环递减 0.5℃，72℃延伸 2min，共 10 个循环。94℃变性 30s，56℃退火 30s，72℃延伸 2min，共 20 个循环。用 Wizard PCR Preps DNA Purifcation System（Promega）从琼脂糖凝胶中回收 RT-PCR 扩增产物，按 pGEM-T Easy 试剂盒说明，将目的片段 cDNA 与载体进行连接反应，然后转化大肠杆菌 DHα，利用含有 50mg/L 的氨苄青霉素平板筛选重组子。用碱裂解法提取质粒 DNA。根据 PCR DIG Probe Synthesis Kit 说明书制备 cDNA 标记探针。采用 50μL 反应体系：质粒模板 1.8μL，10×*Taq* 缓冲液 5.0μL，引物 RPS-F 和 RPS-R 各 50pmol，dNTP 混合物（含 0.7mmol/L DIG-11-dUTP，1.3mmol/L dTTP，2mmol/L 其他 dNTP）3μL，*Taq* DNA 聚合酶混合液 0.5μL，加双蒸水至总体积 50μL。反应条件：94℃预变性 5min；94℃变性 10s，57℃退火 30s，72℃延伸 2min，循环 30 次；最后 72℃延伸 7min。所得反应产物即为用于检测 PRSV 的 cDNA 探针。

（二）杂交与显色

将尼龙膜在 10×SSC 溶液中浸泡 20min，晾干后将提取的样品 RNA 点在膜上，用交联仪照射 3.3min，使 RNA 固定在膜上，将杂交膜置于杂交炉中用杂交液于 40℃下预杂交 30min，按终浓度为 25ng/mL 的量在预杂交液中加入变性的探针，匀速转动杂交瓶 8h 或过夜，取出杂交膜，室温下用 2×SSC 配制的 0.1% SDS 溶液洗膜 2 次，每次 5min，再用 05×SSC 配制的 0.1% SDS 溶液洗膜 2 次，每次 15min，将杂交膜放入含 0.1mmol/L 马来酸，0.15mmol/L NaCl，0.3%（v/v）吐温，pH7.5 的洗涤液中漂洗 5min 后，用含 1%封闭剂，0.1mmol/L 马来酸，0.15mmol/L NaCl，pH7.5 的封闭液封闭 30min，取出杂交膜，将其放入用 5 000 倍封闭液稀释的抗地高辛抗体-碱性磷酸酶复合物溶液中，于室温下反应 30min，经 NBT/BCIP 染色后用数码相机拍照记录膜上出现斑点的情况。

按照上述步骤对感染了 PRSV 的番木瓜进行核酸斑点杂交检测，将提取的病叶总 RNA 浓度稀释至 1.0μg/mL，再将稀释的 RNA 按 1/2、1/8、1/32 和 1/128 的比例进行稀释后，采用制备的 cDNA 探针对各样品进行核酸斑点杂交检测，检测结果表明，当 RNA 稀释倍数为 1/2 和 1/8 时，均可在杂交膜的相应处见到明显的斑点，而健康植物对照及 RNA 稀释倍数在 1/32 以后的相应处则未出现斑点，说明用该方法检测 PRSV 时的灵敏度为 1.0ng/mL×1/8＝0.125pg/mL。

四、免疫胶体金层析试纸条检测 PRSV

目前，用于番木瓜环斑病毒诊断的方法主要有传统生物学方法、酶联免疫吸附测定法（ELISA）和分子生物学方法。传统生物学方法鉴定病毒虽然操作简单，无需特殊仪器设备，但存在以下不足之处：①需要采用一系列的鉴别寄主进行鉴定，且非专业人员常面临着对出现的症状难以准确判断的问题；②在实际鉴定中，往往多种病毒复合侵染寄主，使症状产生极大的变化，不易判断；③鉴定速度慢，周期长，接种后鉴别寄主产生症状所需的时间一般在 3d 以上，有的甚至长达 20d 以上；④鉴定结果易受季节和周边环境的影响，且需要一个相对独立的空间，避免病毒的交叉传染；⑤有些病毒尚无合适的鉴别寄主，无法采用传统生物学方法进行鉴定。酶联免疫吸附测定法和分子生物学方法检测病毒虽具有检测特异性强、灵敏度高、检测时间较传统生物学方法短的优点，但也存在以下不足：①这两种方法都需要特殊的仪器设备，且操作人员一般要经过专门的培训，使得这两种检测病毒的方法只能在实验室内完成，不利于在基层单位进行推广和使用；②与传统生物学方法相比，检测时间虽有很大的缩短，但所需时间至少也要数小时，仍不适用于田间现场的快速检测；③检测所需的成本较高，特别是分子生物学检测方法，需要使用昂贵的试剂。胶体金免疫试纸条是采用胶体金标记技术研制而成的，胶体金是氯金酸（$HAuCl_4$）的水溶胶，氯金酸在还原剂的作用下聚合成特定大小的金颗粒，并由于静电作用成为一种稳定的胶体状态。胶体金标记技术就是通过调节还原剂的加入量，制备出不同大小和颜色的胶体金颗粒，这些胶体金颗粒对蛋白有很强的吸附性，能够与免疫球蛋白非共价键结合形成肉眼可以看到的红色或粉红色。胶体金免疫试纸条检测法的优点在于无需借助实验室设备和专业技术人员，只需要取少量的植物汁液滴在试纸条上的样品垫上，便可在十几分钟甚至几分钟内得到检测结果，具有安全简便、无放射性污染、灵敏度高、结果准确、成本低等特点，适合对植物病毒的现场检测。下面简要介绍番木瓜环斑病毒免疫胶体金层析试纸条的制作与使用方法。

（一）番木瓜环斑病毒免疫胶体金层析试纸条的制作

1. PRSV 多克隆抗体的制备　用于制作免疫胶体金层析试纸条的抗病毒抗体可以是多克隆抗体，也可以是单克隆抗体，还可以是基因工程抗体，有关 PRSV 多克隆抗体的制备请参照本章第三节酶联免疫吸附反应检测 PRSV 中番木瓜环斑病毒抗血清的制备，其他抗体的制备请参照相关参考资料。

2. 多克隆抗体的纯化　将制备的抗 PRSV 多克隆抗体按 Thermo 公司 Pierce® Protein A Columns 说明书纯化步骤进行纯化，具体步骤如下：

①样品处理：取 1mL 制备的抗血清，2 000g 离心 10min，去除沉淀，上清用结合缓冲液 1：1 稀释；

②Protein A 柱的平衡：依次打开柱子的上下盖，加入 5mL 结合缓冲液冲洗 Protein A 柱；

③上样：将处理好的样品慢慢加入到柱子内，使样品完全流入到树脂填料内；

④冲洗：加入 15mL 结合缓冲液冲洗柱子，按每管 2mL 收集流出液，直至流出液的 280nm 吸光值与结合缓冲液的 280nm 吸光值相同；

⑤洗脱：加入 5mL 洗脱缓冲液洗脱柱子，按每管 0.5mL 收集流出的液体，分别测定各收集液 280nm 的吸光值；

⑥柱子保存：继续加入 12mL 洗脱缓冲液冲洗柱子，弃去流出液，加入 5mL 双蒸水（含 0.2% 叠化氮）到柱子内，4℃ 保存。

3. 胶体金溶液的制备　按 100mL 0.01%（w/v）四氯金酸溶液用 2mL 1%（w/v）柠檬酸钠溶液还原的比例制备胶体金溶液，溶液搅拌煮沸 15min，用 0.22μm 微孔滤膜过滤，收集滤液于 4℃ 条件下保存。按照该法制备的胶体金溶液为酒红色（图 10-4），胶体金颗粒形状规则，粒径均匀，平均粒径约为 18nm，且分散性较好，没有出现大量的聚集（图 10-5），适合用于抗体的标记。

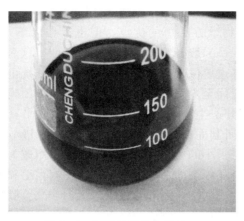
图 10-4　制备的胶体金溶液

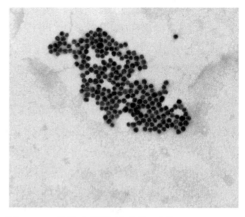
图 10-5　胶体金颗粒的电镜照片（40 000×）

4. PRSV 金标抗体的制备与质量鉴定

（1）金标抗体的制备。取 100mL 制备的胶体金溶液，用 0.1mol/L K_2CO_3 调节 pH 至 7.6，然后边搅拌边加入 1.8mg 步骤 2 纯化的抗体，搅拌混匀，加入 5%（w/v）牛血清蛋白进行封闭，加入量为使牛血清蛋白终浓度为 1%（w/v）；封闭后的溶液于 250g 离心 20min，弃去聚集的金颗粒所形成的沉淀，上清液于 14 000g 离心 50min，弃去上清液，沉淀加悬浮缓冲液至 100mL 进行悬浮；悬浮缓冲液为：含 1%（w/v）BSA 和 0.02%（w/v）NaN_3 的 0.01mol/L pH7.2 的磷酸盐缓冲液，经 0.22μm 微孔滤膜过滤后的滤液于 4℃ 下保存；悬浮后的溶液重复高速离心一次，弃去上清液，沉淀再用上述同样的悬浮缓冲液混悬至 10mL，用 0.22μm 微孔滤膜过滤，滤液即为 PRSV 金标抗体溶液，4℃ 条件下保存。

（2）金标抗体的质量鉴定。用铜网蘸取金标抗体溶液，吸附 2min，用小片滤纸吸干，2% 磷钨酸染色 2min，用小片滤纸吸干，电镜下观察胶体金标记抗体的效果。电镜观察结果（图 10-6）表明，采用此方法标记的金标抗体大小一致且在胶体金周围可见明显的晕圈，说明胶体金标记抗体成功。

此外，还应通过斑点免疫金渗滤法对胶体金标记的抗体活性进行测定。取两片硝酸纤维素膜，在一片膜中央滴加 1μL 浓度为 1mg/mL 的提纯 PRSV，另一片以滴加 1μL 0.01mol/L 的 PBS 为对照，晾干后滴加 20μL pH7.4 含 1% BSA 和 0.5% Tween-20 的封闭液，待封闭液渗入后滴加 20μL 稀释的胶体金标记抗体溶液，待金标记抗体溶液渗入后用 40μL pH7.4 含 0.05% Tween-20 的 0.01mol/L PBS 溶液洗涤，观察金标记抗体与 PRSV 的结合情况。从斑点免疫金渗滤法测定结果（图 10-7）可以看出，滴加 PRSV 的硝酸纤维素膜中央出现 1 个明显的红斑，而以 PBS 为对照的硝酸纤维素膜中央无斑点出现，说明所制备的金标抗体具有与相应病毒粒体特异性结合的活性，可作为金标抗体用于制作免疫胶体金层析试纸条。

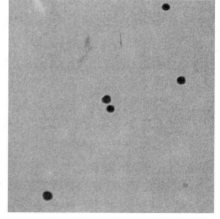
图 10-6　胶体金标记抗体的电镜照片

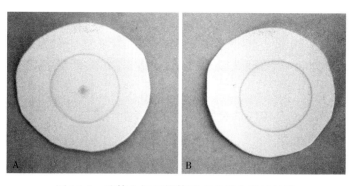

图 10-7　胶体金标记抗体斑点免疫金渗滤结果

A. 以提纯 PRSV 为包被抗原　B. 以 PBS 为对照

5. 金标抗体结合垫的制备　将裁剪好的 4mm×6mm 玻璃纤维素膜预先浸泡在 PRSV 金标抗体结合垫封闭缓冲液中 30min，37℃ 干燥 30～60min；取稀释后的金标抗体溶液 10～20μL 混匀喷涂于预处理好的玻璃纤维素膜上，37℃ 干燥 30～120min，制成 PRSV 金标抗体结合垫。其中所述的 PRSV 金标抗体结合垫封闭缓冲液的配制：0.2%（w/v）BSA，0.5%（v/v）Tween-20，0.01mol/L pH7.2～8.0 磷酸盐缓冲液，用 0.22μm 微孔滤膜过滤，收集滤液于 4℃ 条件下保存；所述的稀释后的金标抗体溶液的配制：取步骤 4 制备的 PRSV 金标抗体溶液 1mL，加 PRSV 金标抗体稀释缓冲液 1～3mL 混匀；所述 PRSV 金标抗体稀释缓冲液的制备为 1%（w/v）BSA，2.5%（w/v）蔗糖，0.01mol/L pH 7.2～8.0 磷酸盐缓冲液，用 0.22μm 微孔滤膜过滤，收集滤液于 4℃ 条件下保存。

6. 检测线与质控线的制作　将步骤 2 纯化后的抗体用 0.01mol/L pH8.0 磷酸盐缓冲液稀释至浓度为 1.6～2.0mg/mL，羊抗兔 IgG 用 0.01mol/L pH8.0 磷酸盐缓冲液稀释至浓度为 0.5～0.6mg/mL，然后将稀释后的 PRSV 抗体和羊抗兔 IgG 以 2.5μL/cm 分别点在硝酸纤维素膜检测线和质控线上，两线相隔 5mm，37℃ 干燥 30～60min；将干燥后的硝酸纤维素膜浸泡在硝酸纤维素膜封闭缓冲液中，37℃ 孵育 1～2h，取出后，用 0.01mol/L pH7.0 的磷酸盐缓冲液洗涤 3 次，室温晾干。硝酸纤维素膜封闭缓冲液的配制：0.5%（w/v）PVP、0.5%（v/v）Tween-20，0.01mol/L pH7.2～8.0 磷酸盐缓冲液，用 0.22μm 微孔滤膜过滤，收集滤液于 4℃ 条件下保存。

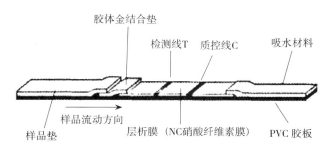

图 10-8　免疫胶体金试纸条组装示意

7. 胶体金试纸条的组装　胶体金试纸条按图 10-8 进行组装，先将步骤 6 处理的硝酸纤维素膜粘贴于 PVC 底板的中间位置上，然后往 PVC 的一端依次粘贴 PRSV 金标抗体结合垫和玻璃纤维素膜制成的样品垫，另一端粘贴吸水纸作为质控线端，将组装好的试纸条干燥后即为番木瓜环斑病毒的免疫胶体金试纸条，用铝箔密封，于 4℃ 保存。

（二）番木瓜环斑病毒免疫胶体金层析试纸条的使用方法

①样品的制备：将待测植物取 0.5g 加入 0.01mol/L pH7.0 的磷酸盐缓冲液 3～6mL，充分研磨，然后离心取上清，即待测样品溶液；

②样品的检测：将番木瓜环斑病毒免疫胶体金试纸条恢复至室温后，将试纸条的样品垫浸入制备的待测样品溶液中，或于样品垫处滴加约 $200\mu L$ 制备的待测样品溶液，反应 5～30min 后判定结果；

③结果判定：若试纸条的检测线和质控线处均出现红色，则说明该样品中含有番木瓜环斑病毒且病毒的含量超过免疫胶体金试纸条的检测下限；若质控线处显现红色条带而检测线处未出现红色条带，说明该样品中不含有番木瓜环斑病毒或番木瓜环斑病毒的含量低于免疫胶体金试纸条的检测下限；如果检测线和质控线处均不出现红色条带，则说明该试纸条已失效，所测结果不可用。

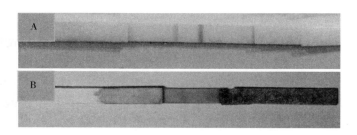

图 10-9　试纸条对番木瓜样品的检测结果
A. 感染 PRSV 的番木瓜叶片　B. 健康番木瓜叶片

为了了解采用上述工艺制备的免疫胶体金层析试纸条在实际应用中的准确性和可靠性，我们从福建省不同地区的番木瓜种植地采集疑似番木瓜环斑病毒病样品 50 份，分别称取各样品 0.5g，加入 0.01mol/L pH7.0 的磷酸盐缓冲液 5mL，充分研磨，5 000g 离心 1min 后，取上清作为待测样品溶液。将制备的试纸条插入待测样品溶液中，10min 后根据试纸条上检测线和质控线的显色情况判断检测结果（图 10-9）。结果表明 50 份样品中有 46 份呈阳性，4 份呈阴性；同时采用间接 ELISA 方法分别对 50 份样品进行检测，检测结果有 47 份呈阳性，3 份呈阴性。比较 2 种检测方法所得结果可以看出，试纸条检测结果的准确性和可靠性接近 ELISA 检测方法，说明制备的试纸条具有较好的准确性和可靠性，可用于番木瓜环斑病毒的快速检测。

（陈启建）

◆ 主要参考文献

蔡建和，范怀忠 . 1994. 华南番木瓜病毒病及环斑病毒株系的调查鉴定［J］. 华南农业大学学报，15
　（4）：13-17.

黄江华，黄嘉薇，张建军，等 . 2008. 番木瓜环斑病毒研究进展［J］. 安徽农业科学，36（8）：
　3257-3259.

姜玲，张红艳，张明涛，等 . 2007. 地高锌（DIG）和碱性磷酸酶标记 cDNA 检测 PRSV［J］. 农业生物
　技术学报，15（3）：496-502.

刘志昕，欧阳研，龚洁敏，等 . 1992. 番木瓜环斑病毒（PRSV）的电镜观察和提纯研究［J］. 热带农业
　科学（2）：45-48.

任佩瑜，范怀忠 . 1964. 番木瓜花叶病初步调查研究［J］. 植物保护学报（4）：423.

吴方城，徐绍华，彭学贤 . 1983. 华南番木瓜环斑病毒的鉴定、提纯与性质的初步研究［J］. 植物病理
　学报，13（8）：21-27.

魏亚军，刘德兵，周鹏番 . 2006. 番木瓜环斑病毒及其抗病策略［J］. 中国热带农业（4）：43-44.

张德雍，王振中，范怀忠，等 . 1995. 番木瓜环斑病流行时间动态分析［J］. 华南农业大学学报，16
　（2）：69-73.

Gonsalves D，Ishii M. 1980. Purification and serology of *Papaya ringspot virus*［J］. Phytopathology，
　70：1028-1032.

Jensen D D. 1949. Papaya virus diseases with special reference to papaya ringspot［J］. Phytopathology，39
　（3）：191-211.

第十一章
番茄斑萎病毒病快速检测

第一节 概 述

番茄斑萎病毒（*Tomato spotted wilt tospovirus*，TSWV）是布尼亚病毒科（*Bnuyaviridae*）番茄斑萎病毒属（*Tospovirus*）中最重要的一种病毒，广泛分布于世界各地，侵染 82 科 800 多种单、双子叶植物，为害蔬菜、花卉及多种粮食作物如番茄、辣椒、马铃薯、花生、豌豆、烟草、菊花和大岩桐等。我国自 1992 年番茄斑萎病毒在四川晒烟上首次报道以来（姚革，1992），目前在云南的烟草、马铃薯、甜椒和花卉上均有发现（张仲凯 等，2004）。布尼亚病毒科病毒是医学和农业上重要的病毒类群，被欧美等发达国家列为潜在的农业生物恐怖武器，共有 5 个属，其中 *Bunyavirus*、*Hantavirus*、*Nairovirus*、*Phlebovirus* 4 个属为脊椎动物病毒，番茄斑萎病毒属是唯一侵染植物的一个属，该属病毒能通过八种蓟马以持久方式传毒。其中西花蓟马（*Frankliniella occidentalis* Pergande）是最主要也是最有效的传播介体。近年来，随着西花蓟马在我国北京、云南等地的入侵（张友军 等，2003），TSWV 流行和危害对我国作物生物安全构成了巨大的威胁。

TSWV 的主要寄主有茄科作物番茄、辣椒、烟草、马铃薯等，豆类作物黄豆、花生、蚕豆、豌豆、绿豆、豇豆等，葫芦科作物西瓜、黄瓜等，另外还有莴苣、菊花、曼陀罗、普通千光里属植物、毛茛属植物等。

TSWV 的为害症状，即使是在同一寄主植物上，也会因品种、年龄、营养状况和环境条件的不同有很大差异，这种病毒在一些重要经济作物和观赏植物上产生的症状已有描述，一些不同生物学特性的 TSWV 株系也已分离获得。

番茄上的症状：叶片呈青铜色、卷曲、出现坏死条纹和斑点，叶柄、茎和茎尖也产生黑褐色条纹。与健康植株相比，被害植物矮小。红色或黄色的番茄成熟时表皮出现暗红色和黄色斑块。坏死严重时，能够导致植株死亡。偶尔症状仅在水果上出现（Pavanetal，1996）。辣椒上的症状：植株矮化和黄化，叶片出现褪绿线纹或花叶并伴有坏死斑，茎上坏死条纹从茎部蔓延至枝端。成熟果实产生黄化，伴有同心环或坏死条纹。莴苣上的症状：植株受害后，从一侧叶片开始出现褪绿并产生褐色斑块，接着中央叶片开始褪色，之后这一侧植株停止生长，产生特征性的变形。花生上的症状：典型症状表现为芽坏死，叶片褪绿和植株死亡。菊花上的症状：不同品种症状差异较大，常见的症状有茎黑色条纹和萎蔫，Gloxinia 品种的菊花被害症状是产生黄色或褐色叶斑或叶片转为栎叶状。凤仙花上的症状：一些受 TSWV 感染的新几内亚杂种的栽培品种出现矮化，叶基变黑或叶片出现褐色叶斑。大岩桐上的症状：染病叶片显示黄色或褐色叶片斑驳或者褐色橡树叶片图案（于翠，2006）。

TSWV 在主要鉴别寄主上的症状：

矮牵牛：接种后 2～4d 出现局部坏死损害；非系统性症状。烟草：局部坏死损害，并伴随着系统性坏死花纹和叶片变形。黄瓜：接种后 4～5d，子叶上出现带有坏死中心的局部变色斑；非系统性症状。长春花：接种后 10～14d，局部黑斑，有时叶片黄化和脱落，系统性花叶和变形。旱金莲：接种叶无症状；8～12d 后黄化的系统性花叶花纹和黑绿色斑点发展，有时亦出现系统性坏死斑和条纹。

TSWV 病毒粒体为球状体，直径 80～120nm，粒体外层由一层脂质包裹，膜外层由 5nm 厚几乎连续的突起层组成，染色较包膜要深，纯化的病毒粒体有时出现尾巴状的挤出物。脂质由两种被称为 G_N 和 G_C 的多糖蛋白组成。核酸占病毒粒体重量的 1%～2%，脂类占粒体重量的 20%～30%，碳水化合物占粒体重量的 7%（洪健，2001）。病毒的标准沉降常数 S20w＝530S、583S，病毒很不稳定，体外存活期仅 56h。基因组属于负单链 RNA（－ssRNA 类型），由三个片段组成，从大到小分别被称为 L RNA、M RNA 和 S RNA。每个 RNA 片段末端约 65 个核苷酸系列互补，从而形成一个锅柄状结构。TSWV 三个 RNA 片段末端 8 个核苷酸（序列为 3′-UCUCGUUA-5′）高度保守。L RNA 片段大小约 9kb、负链，为单个开放阅读框架（ORF），编码一个约 331kDa 的大蛋白，该蛋白可能是依赖于 RNA 的 RNA 复制酶（RdRp）。M RNA 和 S RNA 均为双义（ambisense）RNA、有 2 个 ORF，反向相连。其中 M RNA 大约 4.8kb，编码 34kDa 的运动蛋白（NSm）和 G_N/G_C 前体蛋白。NSm 与病毒细胞间运动有关，刺激原生质体中管状体的形成。在病毒之间，G_N/G_C 蛋白比核衣壳蛋白（nucleoprotein，N）更保守。Sin et al.（2005）最新研究证明，由 M RNA 编码的病毒膜多糖蛋白（G_N/G_C）与蓟马传播特性相关。S RNA 大约 3kb，编码一个分子量为 54kDa 的非结构蛋白（NSs，在成熟的病毒粒体中不存在）和 29kDa 的 N 蛋白（Whitfield et al.，2005）。NSs 蛋白被认为是基因沉默的抑制子（Takeda et al.，2002；Bucher et al.，2003）。

TSWV 容易通过介体进行自然传播（OEPP/EPPO，1989），也可以随寄主植物（盆栽或种植材料）进行国际间传播，特别是这些寄主带有介体时，更容易传播该病毒。在自然条件下，TSWV 主要通过介体蓟马以持久性方式传播，目前已报道至少 9 种蓟马：*Frankliniella occidentalis*（西花蓟马）、*F. schaltzei*、*F. fusca*（烟蓟马）、*Thrips tabaci*（洋葱蓟马）、*T. setosus*、*T. moultoni*、*F. tenuicornis*（禾蓟马）、*Lithrips dorsalis* 和 *Scirtothrips dorsalis*（茶黄蓟马）（Best，1968）可传播 TSWV，其中西花蓟马是最重要的传毒介体。由幼虫获毒而非成虫，而仅由成虫传播，也就是仅由幼虫期喂养在感病植物上的成虫传播。报道的对 *T. tabaci* 的最短获毒期是 15min，后期（接种）是 4～10d，依赖于介体品种。介体一旦获毒可终生带毒。病毒于传毒介体的关系对于理解病毒的传播是至关重要的。蓟马幼虫时就可以获毒，但不能马上传毒，经过 3～10d 的潜伏期后方可传毒。一旦蓟马有了传毒能力，则可以终生传毒。西花蓟马一般在叶片和叶柄组织中产卵，经过 2～4d 孵化成幼虫，仍然在花芽或末端叶里，在幼虫阶段末期，停止取食转到土壤中化蛹，这几个阶段都处于杀虫剂难以抵达的部位。而成虫存活期大概 30～45d，可产卵 150～300 枚，个体大小只有 1～2mm，移动速度快，且外表从稻草黄到棕有多种颜色。这些生物特征都决定了西花蓟马是一种难以消灭、控制的昆虫介体。除蓟马传毒外，带毒植物材料在国际间的贸易也是病毒传播的一个重要方式。植物材料包括接穗、种子和杂草。病毒容易通过汁液摩擦接种。Jones（1940）报道千里光属植物和番茄种子的带毒率可达96%，但侵染率只有1%，说明病毒可能仅仅存在于种子外壳，而不是胚乳。

目前由于TSWV在国内的不断蔓延，加之传毒介体——西花蓟马的不断扩散，TSWV和西花蓟马带来了一定的危害进而造成一定的经济损失，TSWV以其广泛的寄主范围和造成的巨大经济损失已被列为世界危害最大的十种植物病毒之一。也是一种入侵我国的危险检疫性病毒（国家质量监督检验检疫总局2006年进境植物检疫性有害生物名单）。我国幅员辽阔，气候条件复杂多样，有些地区的气候状况很可能适宜TSWV的繁殖，为了防止因该病毒传入我国造成的巨大经济损失，最有效的方法就是建立快速准确的检测方法。

第二节　形态检测

TSWV和其他 *Tospovirus* 属的病毒粒体可用叶片浸渍制备物进行电子显微镜检查检测，但检测时要防止固定时病毒变形。虽然制作超薄切片较为麻烦，但由于颗粒的不同形状和大小内质网膜的囊泡中病毒粒体的聚集和典型病毒原质的存在，该方法是番茄斑萎病毒鉴定可靠检测手段。

通过负染色的方法经过透射电子显微镜可观察到直径大小为80～96nm的球状TSWV粒体（图11-1）。

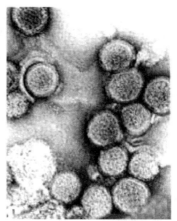

图11-1　TSWV的电镜照片

第三节　快速分子检测

一、血清学方法检测TSWV

利用核衣壳部分制备的针对大部分种的抗血清，现在很有效。这些抗血清非常特异，极易区分不同的种。利用由核衣壳蛋白制备的多克隆抗体，ELISA双抗体夹心直接法可以分别测出TSWV的不同株系（Sherwood et al.，1989；Huguenot et al.，1990；Wang et al.，1990）。

（一）双抗体夹心 ELISA

双抗体夹心 ELISA 是检测病毒最常用的方法。以人工接种番茄斑萎病毒的材料及健康植物分别作为阳性和阴性对照。操作步骤如下：用包被缓冲液稀释特异性抗体球蛋白 IgG 至最适浓度，例如：20mL 包被缓冲液稀释 20μL IgG 的比例是 1∶1000；20mL 包被缓冲液稀释 40μL IgG 的比例是 1∶500；4℃过夜或 37℃温育 2～4h，完成温育后从孔中去除溶液，用 PBST 缓冲液洗孔 3 次，每次洗孔之间至少间隔 5min，每孔加入 200μL 检测样品（用提取缓冲液提取），37℃温育 2～4h，完成温育后，从孔中去除溶液，按照上述方法洗板，每孔加入 200μL 用稀释缓冲液稀释后的酶标记特异性抗体溶液，37℃温育 2～4h，完成温育后，从孔中去除溶液，按照上述方法洗板，加入 200μL 现配的含有 PNPP 的底物缓冲液（10mgPNPP 溶于 10mL 底物缓冲液），室温下温育 30～60min，显色后，每孔加 200μL 2mol/L H_2SO_4 或 2mol/L 柠檬酸作为反应终止剂，随后观察实验结果，可直接目测，也可用酶标比色计测定 492nm 的 OD 值。如果阳性对照和测试的植物材料均显现黄色，而阴性对照未显色时，可断定检测结果为阳性。

（二）三抗体夹心 ELISA

三抗体夹心 ELISA 也是检测番茄斑萎病毒的方法之一。以人工接种番茄斑萎病毒的材料及健康植物分别作为阳性和阴性对照。操作步骤如下：用包被缓冲液稀释特异性抗体球蛋白 IgG 至最适浓度；4℃过夜或 37℃温育 2～4h，完成温育后从孔中去除溶液，用 PBST 缓冲液洗孔 3 次，每次洗孔之间至少间隔 5min，每孔加入 200μL 用 PBST 稀释成 2％的脱脂奶粉，37℃温育 30min，完成温育后，从孔中去除溶液，按照上述方法洗板，每孔加入 200μL 检测样品（用提取缓冲液提取），37℃温育 2～4h 或 4℃过夜，完成温育后，从孔中去除溶液，按照上述方法洗板，每孔加入 200μL 用稀释缓冲液稀释后的单克隆抗体 MAb 溶液，37℃温育 2～4h，完成温育后，从孔中去除溶液，按照上述方法洗板，每孔加入 200μL 用稀释缓冲液稀释后的兔抗鼠酶标抗体 RaM-AP 溶液，37℃温育 2～4h，完成温育后，从孔中去除溶液，按照上述方法洗板，加入 200μL 现配的含有 PNPP 的底物缓冲液（10mgPNPP 溶于 10mL 底物缓冲液），室温下温育 30～60min，显色后，每孔加 200μL 2mol/L H_2SO_4 或 2mol/L 柠檬酸作为反应终止剂，随后观察实验结果，可直接目测，也可用酶标比色计测定 492nm 的 OD 值。如果阳性对照和测试的植物材料均显现黄色，而阴性对照未显色时，可断定检测结果为阳性。

二、RT-PCR 检测

（一）RNA 的提取（张德咏 等，2005）

取叶片组织每 0.3g 加 3mL GB 溶液研磨，取 500μL 研磨液加入 100μL 10％的月桂酰醇（NLS），置于 70℃，10min（不时摇动），冰浴 5min，室温下 13 000g 离心 10min，取 300μL 上清，加 150μL 无水乙醇，300μL NaI 溶液，25μL 硅溶液，混匀（硅溶液要充分混溶后再加），置于室温 10min，不停摇动，室温下 6 000g 离心 1min，弃上清，加 WB 溶

液洗涤两次，室温下 6 000g 离心 1min，弃上清，沉淀加 150μL 灭菌 ddH₂O，置于 70℃ 4min，室温下 13 000g 离心 10min，取上清，－20℃保存或备用。

（二）cDNA 的合成

取 9μL 提取的番茄斑萎病毒 RNA 加 1μL 上游引物（20μmol/L），置于 PCR 仪中 95℃保温 5min，然后迅速放到冰上，1～2min，加混合物（5μL 反转录酶 5×缓冲液，2μL 2mmol/L dNTPs，0.2μL 反转录酶），加灭菌 ddH₂O 至 25μL，置于 42℃下 45～60min，合成的 cDNA 现用或置于－20℃保存。

（三）PCR 检测

取一 0.2mL PCR 薄壁管，依次加入以下试剂：0.25μL 10×反应缓冲液，0.15μL 25mmol/L MgCL₂，0.4μL dNTP 混合物 10mmol/L，1μL 20μmol/L 上游引物（F：5′-ATGTYTAAGGTTAAGCTCACTAAG-3′），1μL 20μmol/L 下游引物（R：5′-TTAAGCAAGYYCTGYGAGTTTTGCC-3′），1μL cDNA 模板，0.4μL *Taq* DNA 聚合酶，5U/μL，加灭菌 ddH₂O 至终体积为 25μL。

PCR 反应参数设置：95℃预变性 1min；95℃变性 45s，50℃退火 45s，72℃延伸 60s，循环 30 次；72℃继续延伸 10min。反应完毕后，从反应液中取 5μL，电泳检查扩增结果，预期目的扩增片段大小为 777bp。

（四）电泳

PCR 扩增后，利用 0.5×TAE 缓冲液制备 1.0%琼脂糖凝胶，加 2μL 点样缓冲液（loading buffer）和 4μL SYBR GreenI 染料于 parafilm 上，点样前用移液器与 5μL PCR 产物混合，在第一个孔中加入 Marker，第二孔至第六孔为检测样品，第七孔、第八孔分别为阳性对照和阴性对照。在 120V 电压下电泳 30min（8cm×8cm 小胶）或 130～140V 电压下电泳 40min（10cm×15cm 大胶），在紫外投射光下可见大小约为 777bp 的 DNA 扩增条带（图 11-2）。

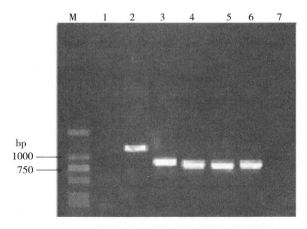

图 11-2　TSWV 的 RT-PCR 检测

注：M 为 marker，泳道 1～5 为检测样品，泳道 6 为阳性样品，泳道 7 为空白对照。

三、免疫胶体金层析试纸条检测 TSWV

（一）胶体金的颗粒的制备

用 $K_2Cr_2O_7$ 和浓硫酸配制成酸洗液，将实验所需的所有玻璃容器用酸洗液洗净。制备 1‰氯金酸溶液，其中加入 1‰柠檬酸钠。取 1mL 1‰氯金酸，加水定容至 100mL，配制成 0.01‰氯金酸 100mL。将 100mL 0.01‰氯金酸溶液倒入 250mL 锥形瓶中，用微波炉大火加热 2min 至沸腾。取 1‰柠檬酸钠 1.6mL 一次性迅速加入煮沸的氯金酸溶液中，继续大火加热 2min，溶液由淡黄色转为蓝黑色最终变为红色，颜色稳定后微波炉中火继续加热煮沸 10min，至透明的酒红色。室温冷却，然后补充失水至原体积。将制备好的胶体金溶液用紫外分光光度计测定 400～700nm 的吸收光谱。制得的胶体金测定结果显示峰值在 527nm 左右（图 11-3），粒体大小约为 27nm。将制备好的胶体金液体避光 4℃保存。

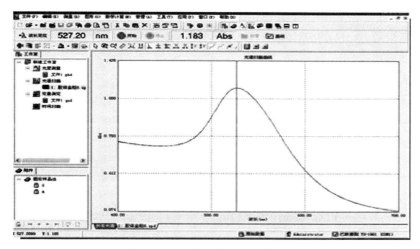

图 11-3　胶体金溶液的吸收光谱

（二）TSWV 试纸条的制备

先用 ELISA 检测 TSWV 抗体的活性（图 11-4）。

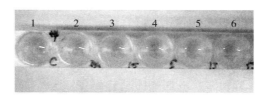

图 11-4　TSWV 抗体活性检测

注：1 号孔为空白对照，2 号孔为包被抗体，3 号孔为 TSWV-0105，4 号孔为 TSWV-0580，
5 号孔为 TSWV-0105 与胶体金的结合物，6 号孔为 TSWV-0580 与胶体金的结合物。

用 K_2CO_3 调节胶体金的 pH 为 6～10，用 pH 仪测定 pH（胶体金溶液会腐蚀 pH 试纸）。分别在各个 pH 下加入 TSWV 抗体后再加入 10% NaCl 终止反应，加入 10%NaCl

溶液后，保持红色稳定的最低 pH 是 7（图 11-5），故选择 pH＝7 为抗体的适宜 pH。每毫升加入 100μL 的 TSWV 抗体为适宜浓度。

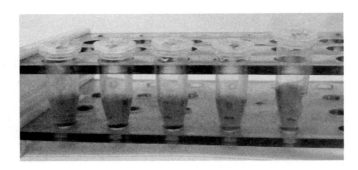

图 11-5　抗体稀释最佳 pH 试验

（三）胶体金抗体结合物的制备

取已经调至最佳 pH 的胶体金溶液，分别加入最佳蛋白标记量的 TSWV 抗体，轻轻混匀搅拌，加入 5％BSA 使终浓度为 1％，再继续搅拌，低速离心（1 200r/min，4℃，10min），弃去沉淀，取上清液。再高速离心（14 000r/min，4℃，30min），吸上清液，留沉淀。用含有 BSA 的 PBST 保存沉淀。用玻璃纤维素膜 RB45 制备胶金垫，用玻璃纤维素膜 SB06 作为样品垫，羊抗兔抗体点质控线（图 11-6）。

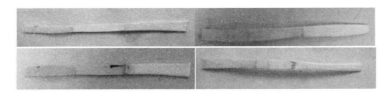

图 11-6　TSWV 试纸条研制

四、免疫捕获 PCR（IC-RT-PCR）检测 TSWV

取感病及健康曼陀罗叶片进行 RNA 免疫捕获，然后使用特异性引物及最佳反应条件进行 RT-PCR 反应，凝胶电泳分析产物。结果 TSWV 阳性样品能够特异性扩增到分子量为 230bp 的条带，与预期结果一致，阴性对照未出现任何产物（图 11-7）。IC-RT-PCR 产物委托上海生工公司测序，产物测序结果经过 Blast（http://www.ncbi.nlm.nih.gov/blast/Blast.cgi）比对，发现与已经公开的 TSWV N 序列（TSWV N X61799.1）同源性达 99％以上，说明产物为 TSWV 特异性产物，IC-RT-PCR 方法检测 TSWV 可行。

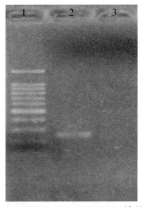

图 11-7　TSWV IC-RT-PCR 检测结果

注：泳道 1 为 marker，泳道 2 为 TSWV 阳性样品，泳道 3 为阴性对照。

五、定量 PCR 检测 TSWV

设计和筛选实时荧光定量 PCR 引物。以 TSWV N 基因全长 777 bp 的重组质粒作为模板进行引物筛选。设计合成三对引物（表 11-1）。

表 11-1　三对引物的序列

引物扩增片段长度	引物序列
137bp	5′-CCAAAAAAGTATGACACCAGGGAAG-3′
	5′-GCATTAGGATTGCTGGAGCTAAGTA-3′
140bp	5′-GTGAAGAAAGGGAAAGAGTATGCTGC-3′
	5′-GTGAGTTTTGCCTGTTTTTTAACCCC-3′
144bp	5′-AGGTGAAGAAAGGGAAAGAGTATGCTGC-3′
	5′-CTGTGAGTTTTGCCTGTTTTTTAACCCC-3′

Tm 值为 60℃左右，将目的片段导入得到重组质粒，经测序，137bp、140bp、144bp 测序成功。

制备实时荧光定量 PCR 的标准曲线。选择 144bp 重组质粒和 137bp 重组质粒作为模板。PCR 体系：Mix UDG 12.5μL，Dye 0.5μL，F 0.5μL，R 0.5μL，模板 0.5μL，补水 10.5μL 至 25μL。PCR 条件：50℃ 2min，94℃ 10min，94℃ 5s，60℃ 30s，72℃ 10s（40 个循环），每组 3 次重复。144bp 质粒的浓度为 $4.44\times10^3\mu$g/mL，10 倍梯度稀释，稀释至 10^{-10} 倍，确定以稀释浓度为 $10^{-8}\sim10^{-3}$ 做标准曲线。选取稀释梯度不同的组分用于 q-PCR（图 11-8）。

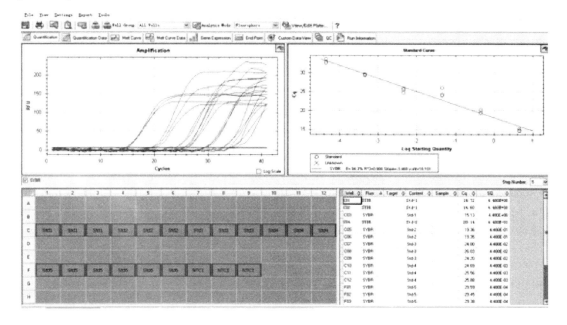

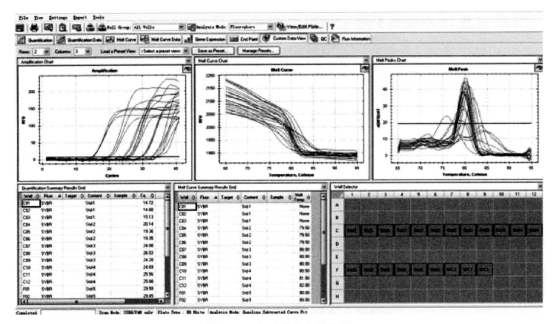

图 11-8　实时荧光定量 PCR

（张德咏，朱春晖）

◆ 主要参考文献

洪健，李德葆，周雪平. 2001. 植物病毒分类图谱［M］. 北京：科学出版社：80.

姚革. 1992. 四川晒烟上发现番茄斑萎病［J］. 中国烟草（4）：2-4.

于翠，杨翠云，印丽萍. 2006. 番茄斑萎病毒——一种值得重视的植物检疫病毒［J］. 植物检疫，20：47-50.

张德咏，谭新球，罗源华，等. 2005. 用单管逆转录-聚合酶链式反应检测辣椒黄瓜花叶病毒［M］//成卓敏. 农业生物灾害预防与控制研究，北京：中国农业科学技术出版社：282-287.

张友军，吴青君，徐宝云，等. 2003. 危险性外来入侵生物-西花蓟马在北京发生危害［J］. 植物保护，29：58-59.

张仲凯，丁铭，方琦，等. 2004. 番茄斑萎病毒属病毒在云南的发生分布研究初报［J］. 西南农业学报，17：163-168.

Best R J. 1968. Tomato spotted wilt virus［J］. Advances in Virus Research，13：65-146.

Bucher E，Sijen T，De Haan P，et al. 2003. Negative-strand tospoviruses and tenuiviruses carry a gene for a suppressor of gene silencing at analogous genomic positions［J］. Journal of Virology，77（2）：1329-1336.

Hugenot C，Van Den Dobbelsteen G，De Haan P. 1990. Delection of *Tomato spotted wilt virus* using monoclonal antibodies and riboprobes［J］. Arch Virol，110：47-62.

OEPP/EPPO. 1989. Data sheets on quarantine organisms No. 177，*Frankliniella occidentalis*［J］. OEPP/EPPO Bulletin，19：725-731.

Sherwood J L，Sanbom M R，Keyser G C，et al. 1989. Use of monoclonal antibodies in detect ion of tomato spotted wilt virus［J］. Phytopathology，79：61-64.

Sin S H，McNulty B C，Kennedy G G，et al. 2005. Viral genetic determinants tor thrips transmission of *Tomato spotted wilt virus* ［J］. Proceedings of the National Academy of Sciences of the United States of America，102（14）：5168-5173.

Takeda A，Sugiyama K，Nagano H，et al. 2002. Identification of a novel RNA silencing suppressor，NSs protein of *Tomato spotted wilt virus* ［J］. FEBS Letters，532（1-2）：75-79.

Wang M，Gonsalves D. 1990. ELISA detection of various tomato spotted wilt virus isolates using specific antisera to structural proteins of the virus ［J］. Plant Disease，74：154-158.

Whitfield A E，Ullman D E，German T L. 2005. Tospovirus-thirps interactions ［J］. Annual Review of Phytopathology，43：459-489.

第十二章
米尔顿姬小蜂快速检测

第一节　概　　述

　　米尔顿姬小蜂（*Anselmella miltoni* Girault）隶属于小蜂总科（Chalcidoidea）姬小蜂科（Eulophidae）*Anselmella* 属。米尔顿姬小蜂原来仅在澳大利亚有分布，现已扩大到中国台湾地区，从 2005 年至今厦门口岸多次从台湾进境的莲雾中截获此虫。米尔顿姬小蜂幼虫是植食性的，以取食蒲桃属类的种子发育。该类型水果是无核的，遭受为害后，形成一个看起来像核桃模样的虫瘿，不仅影响水果的产量，而且使其失去食用价值。实验室研究结果还表明，该虫繁殖速度快、量大、为害严重。当前，我国的海南、广东、广西、福建等地都有莲雾种植，因此，易受米尔顿姬小蜂为害。

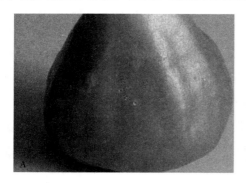
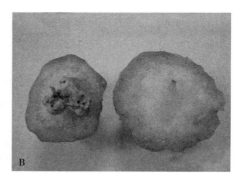

图 12-1　为害莲雾状
A. 莲雾表面针状孔　B. 左为被害果，右为正常果

第二节　形态检测

　　米尔顿姬小蜂个体微小，雌成虫体长仅 2.0mm，全体黑色，具金属光泽，胸部绿黄色。触角褐黑色，鞭节色淡些。足基节、转节、腿节黑色，胫节、跗节黄褐色，第四跗节色深。翅透明，翅脉黄褐色。颜面具光泽及波浪纹，头顶平坦，唇基边缘平截。额唇基沟明显。触角沟深，与中单眼相连。触角下缘略突出。背面观，单眼呈钝角（几乎呈一直线）。触角棒形，除梗节外还有 9 节，柄节较细长，梗节基部小，后逐渐膨大，末端极平。头宽为头长的 1.06 倍，为口器宽的 2.9 倍。复眼高为长的 1.16 倍，头宽为复眼间距的 1.75 倍，复眼高为颚眼距的 2.8 倍，POL（后单眼距）为 OOL（复眼单眼距）的 3 倍。触角柄节为基节的 1.36 倍，梗节加鞭节长为头宽的 1.16 倍，梗节长为宽的 2.2 倍，第一环状节长为宽的 2 倍，第三环状节长为宽的 1.6 倍，第一索节长

为宽的 2 倍，第二索节长为宽的 1.5 倍，第三索节长为宽的 1.25 倍，第四索节长为宽的 1.2 倍，棒节长为宽的 0.54 倍。胸部背面凸起，无毛，上有波浪纹，长为宽的 1.46 倍。前胸背板较中胸背板低，但不被其覆盖。中胸盾纵沟完整，小盾片略凸，无斑纹。并胸腹节短，有光泽。足不纤细，基节背面光裸，后足胫节具一端距。前翅无色，透明，缘脉存在，具分散短细毛，前翅基半部大部分光裸，其他部分具细毛。痣脉长于缘脉，但短于缘前脉。腹部无柄，比胸部窄且短，背面平，产卵针露出体长。前胸背板宽为长的 12 倍，中胸背板宽为长的 1.05 倍，小盾片宽为长的 0.95 倍，并胸腹节宽为长的 8 倍。亚缘脉为缘脉的 6.5 倍，缘脉为后缘脉的 4 倍，后缘脉为痣脉的 0.13 倍。腹部扁平，长为宽的 1.2 倍。

　　雄成虫体长 2.2mm。个体比雌虫大，其他特征除身体黑色无光泽外，与雌虫相似，触角基节、柄节黄褐色，其他节黑色。腹部椭圆形，前翅无毛。

　　米尔顿姬小蜂主要通过成虫、幼虫及卵随寄主植物调运而传播。由于米尔顿姬小蜂成虫羽化钻出莲雾表面时留下针状孔，在现场查验时可首先观察果实表面是否有小孔洞。

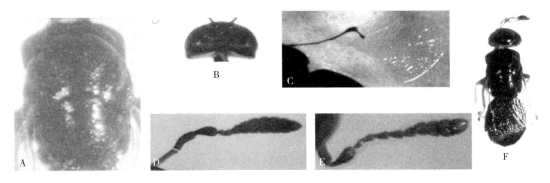

图 12-2　米尔顿姬小蜂形态特征
A. 胸部　B.　头部　C.　前翅　D. 雄虫触角　E. 雌虫触角　F. 雌成虫

第三节　快速分子检测

　　rDNA 是目前广泛使用的细胞核分子标记，rDNA 单位由 18S、5.8S、28SRNA 编码区，基因间隔区（IGS），第 1 和第 2 转录间隔区（ITS1、ITS2），外转录间隔区（EST）组成，编码区的序列高度保守，间隔区的进化速度大约与物种形成的进程相仿（张仁利等，2007；Miler et al.，1996；Ji et al.，2003）。由于 rDNA-ITS 在种内相当保守，而在种间表现出一定的变异，是区分种和种下阶元的理想分子标记，所以可以设计保守的通用引物，在不同物种中扩增变异性较高的非编码区（李正西，2001）。刘玉娣等利用 ITS2 区成功对褐飞虱、白背飞虱和灰飞虱进行快速分子鉴定（刘玉娣 等，2009），耿金虎等利用 ITS2 序列的"种保守区域"设计诊断引物实现对我国 3 种赤眼蜂的分子鉴定（耿金虎等，2004），王莉萍等利用 rDNA-ITS1 序列分析和比较了不同地理种群美洲斑潜蝇及近缘种的关系（王莉萍 等，2007），Pinto 等利用 ITS2 区对北美寄生于鳞翅目害虫的赤眼蜂的两个种进行研究（Pinto et al.，2002）。利用 18SrDNA 研究膜翅目 10 个总科（Carpenter et al.，1999）、茧蜂科蚜茧蜂亚科的系统发育关系也有相关报道（Sanchis et al.，

2000)。对于姬小蜂科 *Anselmella* 属分子研究，仅澳大利亚测定了米尔顿姬小蜂 28SrDNA 序列，其余未见报道。

米尔顿姬小蜂个体微小，只有 1～2mm，与近似种区别较小，利用传统的形态学特征进行鉴定一直非常困难，在鉴定过程中费时，费力，只有少数不多的分类专家才能胜任。本研究测定了米尔顿姬小蜂的 ITS1 和 ITS2 的完整序列，对两个区段序列进行了分析；根据 18S rDNA 部分序列，利用 DNAMAN 的 Maximum Likelihood 计算方法构建与膜翅目其他科的系统发育树；根据 rDNA ITS1 和 ITS2 的序列设计了特异引物，建立了快速鉴定米尔顿姬小蜂的分子方法。

一、材料和方法

（一）供试材料

米尔顿姬小蜂为 2005—2007 年从进境台湾莲雾中截获，桉树枝瘿姬小蜂（*Leptocybe invasa* Fisher & LaSalle）于 2009 年采自海南省儋州市白马井镇尾叶桉，刺桐姬小蜂（*Quadrastichus erythrinae* Kim）于 2008 年采自福建省厦门市海湾公园刺桐，所有标本用 100％酒精浸泡，保存于－70℃冰箱中备用。

（二）主要试剂和仪器

DNA 提取试剂盒购自 TaKaRa 宝生物工程（大连）有限公司，Dream *Taq*™ DNA 聚合酶购自 Fermentas 公司，PCR 引物合成、克隆与测序委托上海生工生物工程公司完成，PCR 仪为 BIO-RAD 公司 PTC-200。

（三）总 DNA 的提取

采用 TaKaRa 公司生产的通用基因组 DNA 提取试剂盒（Universal Genomic DNA Extraction Kit Ver 3.0）提取基因组 DNA。

（四）ITS 的 PCR 扩增

本研究中所用的扩增 ITS1 序列引物对 18sF1/5p8sB1d 参照 Sha et al.（2007）设计，扩增 ITS2 序列引物对 ITS2F/R 参照 Campbell et al.（1999）设计。50μL 反应体系如下：dNTP Mixture（2.5mmol/L）4μL，10×Dream *Taq*™ Buffer（内含 20mmol/L MgCl$_2$）5μL，上游引物、下游引物（10μmol/L）各 2.0μL，Dream *Taq*™ DNA Polymerase（5U/μL）0.25μL，模板 DNA 4μL，加灭菌双蒸水至终体积。反应参数如下：95℃预变性 3min；94℃变性 45s，Tm 退火 1min，72℃延伸 1min，运行 35 个循环；最后 72℃延伸 7min。

（五）克隆测序及序列分析

PCR 产物回收纯化后委托上海生工生物工程公司完成克隆及序列测定。

将测序所得 DNA 序列通过 NCBI 作 BLAST 相似性检索，经人工核对后确认所得的序列片段，用 DNAMAN 和 DNACLUB 软件进行序列的剪裁与分析。

在 GenBank 下载了小蜂总科中金小蜂科的广大腿小蜂（*Muscidifurax raptorellus*）（GenBank 登录号：DQ 412040），金小蜂科的 *Muscidifurax zaraptor*（GenBank 登录号：DQ 412039），金小蜂科的 *Nasonia vitripennis*（GenBank 登录号：GQ410677），一种赤眼蜂 *Trichogramma* sp.（GenBank 登录号：GQ228084），长尾小蜂科的 *Megastigmus transvaalensis*（GenBank 登录号：GQ410676），蚜小蜂科的 *Aphelinus gossypii*（GenBank 登录号：AY216700），蚁蜂科的 *Dasymutilla gloriosa*（GenBank 登录号：DQ408505），蚁蜂科的 *Dilophotopsis concolor*（GenBank 登录号：DQ415673），蚁蜂科的 *Odontophotopsis melicausa*（GenBank 登录号：DQ415677），蚁科的热带火蚁（*Solenopsis geminata*）（GenBank 登录号：AJ969247），蚁科的 *Myrmecia croslandi*（GenBank 登录号：AB052895），姬蜂科的 *Campoletis sonorensis*（GenBank 登录号：GQ252977），茧蜂科的 *Diachasmimorpha longicaudata*（GenBank 登录号：FJ475128）序列进行比较，采用 DNAMAN 的 Maximum Likelihood 方法绘制分子系统发育树。

（六）特异性引物设计与合成

根据米尔顿姬小蜂 rDNA 的 ITS1 和 ITS2 的测序和比对结果，应用 Primer premier 5 软件比对，为米尔顿姬小蜂在 rDNA ITS1 和 ITS2 区各设计了一条特异性引物 MITS1 和 MITS2（表 12-1），引物由上海生工生物工程公司合成。

表 12-1　特异性引物序列与目标扩增产物大小

特异性引物	引物序列 （5′-3′）	产物大小 （bp）
MITS1F	GCGTCCAGCAGACTGTTCC	450
MITS1R	AGAGCGACGCCCTGATAGA	
MITS2F	TCGGAAGTGTCAATAGGCG	317
MITS2R	TCCATCTCGCATTACCCTC	

（七）米尔顿姬小蜂特异性 PCR 检测

$25\mu L$ 反应体系包括：$10 \times$ Dream *Taq*™ Buffer（内含 20mmol/L MgCl$_2$）$2.5\mu L$，dNTP Mixture（2.5mmol/L）$2\mu L$，上游引物 MITS2-F（$10\mu mol/L$）$1.5\mu L$，下游引物 MITS2-R（$10\mu mol/L$）$1.5\mu L$，Dream *Taq*™ DNA Polymerase（5U/μL）$0.2\mu L$，模板 DNA $4\mu L$，加灭菌双蒸水至终体积。反应参数：95℃预变性 3min；94℃变性 45s，58℃退火 1min，72℃延伸 1min，运行 35 个循环；最后 72℃延伸 7min。

（八）米尔顿姬小蜂特异性高灵敏 PCR 检测

取单只米尔顿姬小蜂、桉树枝瘿姬小蜂、刺桐姬小蜂，按潘力等（2010）方法提取总 DNA，再进行 PCR 扩增，琼脂糖凝胶电泳检测结果。

二、结果与分析

（一）米尔顿姬小蜂 ITS 的 PCR 扩增

利用 ITS 通用引物对米尔顿姬小蜂进行 PCR 扩增，结果表明，引物 18sF1/5p8sB1d 扩增到约 900bp 的条带，引物 ITS2F//ITS2R 扩增到约 550bp 的条带（图 12-3）。

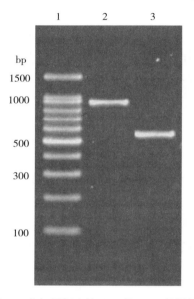

图 12-3　米尔顿姬小蜂 ITS 的 PCR 扩增结果

注：泳道 1 为 marker，泳道 2 为引物对 18sF1/5p8sB1d 扩增获得
的条带，泳道 3 为引物对 ITS2F/ITS2R 扩增获得的条带。

（二）米尔顿姬小蜂 ITS 的序列分析

测序结果表明，分别获得了 922bp 和 548bp 的序列。经拼接后，共获得了 1 426bp 的米尔顿姬小蜂的 ITS 区序列。序列分析表明，该序列含有 175bp 的部分 18SrDNA，646bp 的完整 ITS1，146bp 的 5.8SrDNA，414bp 的完整 ITS2，45bp 的部分 28SrDNA。碱基组成分析表明，ITS1 区 A+T 含量较高，为 51.85%，5.8S 区 A+T 含量较低，为 45.89%，ITS2 区 A+T 含量较高，为 54.11%。GenBank 登录号为：JF970194。

米尔顿姬小蜂与膜翅目其他种类的同源性（表 12-2）表明，18SrDNA 同源性在 28.2%～98.1% 之间，ITS1 同源性在 25.3%～43.9% 之间，5.8SrDNA 的同源性在 96.5%～99.1% 之间，ITS2 同源性在 33.7%～51.8% 之间。说明 18S rDNA、5.8S rDNA 序列相对保守，ITS1 和 ITS2 序列存在种间差异。

根据 18S rDNA 部分序列，利用 DNAMAN 的 Maximum Likelihood 计算方法构建系统发育树（图 12-4）。小蜂总科的各个种类聚合成一大支，米尔顿姬小蜂与长尾小蜂（*Megastigmus transvaalensis*），丽蝇蛹集金小蜂（*Nasonia vitripennis*）聚合在一起，再与蚜小蜂（*Aphelinus gossypii*）聚合在一起，接着与金小蜂科的 *Muscidifurax zaraptor* 聚合在一起，再与金小蜂科广大腿小蜂聚合在一起，最后与赤眼蜂（*Trichogramma* sp.）

聚合成一大支；蚁蜂的 3 个种类聚合在一起后与茧蜂科的 *Diachasmimorpha longicaudata* 聚合成一支，再与小蜂总科各个科聚合成一大支。这一大支与蚁科的热带火蚁和 *Myrmecia croslandi* 2 个种形成 3 大分支。米尔顿姬小蜂与姬蜂科的 *Campoletis sonorensis* 亲缘关系最近。

表 12-2　米尔顿姬小蜂与膜翅目其他种类的同源性比较

Genbank	18S rDNA	ITS1	5.8S rDNA	ITS2
DQ412040	97.7%	39.1%	/	/
DQ412039	97.7%	35.7%	/	/
GQ228084	96.6%	25.6%	/	40.4%
DQ408505	66.3%	25.3%	96.5%	37.4%
DQ415673	66.3%	31%	96.5%	51.8%
AJ969247	92.9%	24%	99.1%	33.7%
GQ252977	28.2%	43.9%	96.5%	/
DQ415677	66.3%	27.2%	96.5%	42.9%
AB052895	61.3%	27.3%	98.1%	30.2%
GQ410676	98.7%	/	/	/
FJ475128	66.9%	25.5%	/	/
AY216700	95.9%	/	/	/
GQ410677	98.1%	/	/	/

注："/"表示没有相应的数据。

从图 12-4 中可以看出，米尔顿姬小蜂与长尾小蜂（*Megastigmus transvaalensis*）、丽蝇蛹集金小蜂（*Nasonia vitripennis*）亲缘关系最近，与姬蜂科的亲缘关系最远。

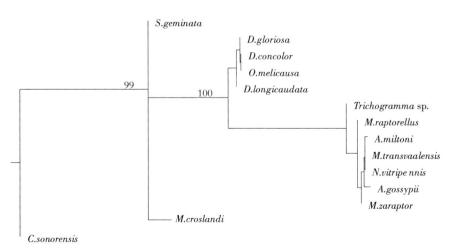

图 12-4　基于 18S rDNA 部分序列构建的系统发育树

（三）PCR 扩增鉴定米尔顿姬小蜂

根据米尔顿姬小蜂 ITS1 和 ITS2 序列与其他小蜂存在种间差异，采用设计特异性引物的方法鉴别米尔顿姬小蜂。以桉树枝瘿姬小蜂、刺桐姬小蜂为对照样品，特异性引物 PCR 扩增结果见图 12-5。在 ITS1 区，可扩增到大小为 436bp 的 PCR 产物，在 ITS2 区，可扩增到大小为 317bp 的 PCR 产物，对照样品均无扩增产物。ITS1 和 ITS2 的特异性引物扩增效果均理想。因此，本研究设计的米尔顿姬小蜂 ITS1 和 ITS2 特异引物可以对米尔顿姬小蜂进行快速的分子鉴定。

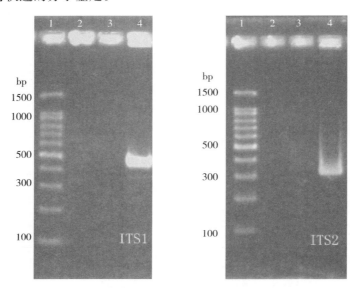

图 12-5 利用 rDNA ITS1 和 ITS2 区特异性引物进行 PCR 扩增的结果

注：泳道 1 为 marker，泳道 2 为桉树枝瘿姬小蜂（*Leptocybe invasa*），泳道 3 为刺桐姬小蜂（*Quadrastichus erythrinae*），泳道 4 为米尔顿姬小蜂（*Anselmella miltoni*）。

（四）米尔顿姬小蜂特异性引物扩增灵敏度检验

将 ITS1 和 ITS2 区的特异性引物对单只米尔顿姬小蜂进行扩增检验，以检验特异性引物的扩增灵敏性。以单只桉树枝瘿姬小蜂、刺桐姬小蜂为对照样品。同样，在 ITS1 区可扩增到大小为 436bp 的 PCR 产物，在 ITS2 区也可扩增到大小为 317bp PCR 产物，对照样品均无扩增产物（图 12-6）。这表明建立的 PCR 方法具有良好的灵敏性，可用于单只米尔顿姬小蜂的快速检测。

本章测定出了米尔顿姬小蜂 rDNA ITS1 和 ITS2 的全序列，ITS1 和 ITS2 序列显示出一定的 AT 偏好性。所得 18SrDNA 序列与小蜂总科的赤眼蜂科、金小蜂科、长尾小蜂科、蚜小蜂科种类同源性高。5.8SrDNA 序列与姬蜂、蚁蜂的种类同源性极高。说明 18SrDNA 和 5.8SrDNA 序列相对保守。利用 18SrDNA 部分序列研究了米尔顿姬小蜂与膜翅目其他种类的系统关系，米尔顿姬小蜂与长尾小蜂（*Megastigmus transvaalensis*）、金小蜂科的 *Nasonia vitripennis* 亲缘关系最近，与姬蜂亲缘关系最远。这与形态学亲缘关系相一致，也说明了 18SrDNA 可用于科、族、亚族和属级水平的系统发育研究。通

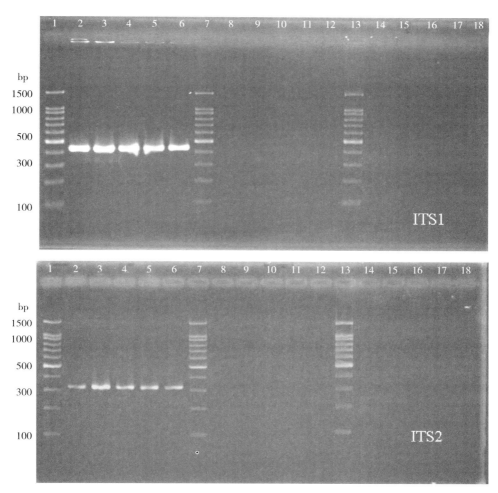

图 12-6　利用 rDNA ITS1 和 ITS2 区特异性引物对单只米尔顿姬小蜂、
桉树枝瘿姬小蜂、刺桐姬小蜂 PCR 扩增产物电泳图

注：泳道 1，7，13 为 marker，泳道 2～6 为米尔顿姬小蜂（*Anselmella miltoni*），泳道 8～12 为
刺桐姬小蜂（*Quadrastichus erythrinae*），泳道 14～18 为桉树枝瘿姬小蜂（*Leptocybe invasa*）。

过米尔顿姬小蜂"种保守区域"设计了特异性引物，发现 ITS1 和 ITS2 区的特异性引物在米尔顿姬小蜂上均能较好的进行 PCR 扩增并且扩增结果稳定。通过对特异性引物单头蜂的检测，证明特异性引物可从单头蜂稳定地扩增出明显的目的 DNA 条带，说明特异性引物扩增灵敏度高。从理论上讲，若要获得可靠的特异性引物，有必要测定该种所有地理种群（品系）ITS2 序列，并进一步定位"种保守区域"。但由于资源、时间和财力的限制，往往难以收集到所有的样本用于测序和分析（耿金虎 等，2004）。由于物种特异性引物操作简单，成本低，可重复性好，因此检测结果准确且更符合实际研究的需要。本研究中报道的米尔顿姬小蜂特异性引物为其快速鉴别提供了有效的工具。

（黄蓬英，尤民生，吴梅香）

◆ 主要参考文献

耿金虎，李正西，沈佐锐．2004．诊断引物应用于我国三种重要赤眼蜂分子鉴定的研究［J］．昆虫学报，47（5）：639-644．

李正西．2001．赤眼蜂 rDNA 分子系统学分析及蜂种诊断引物的开发和应用［D］．北京：中国农业大学．

刘玉娣，林克剑，韩兰芝，等．2009．基于 rDNA ITS1 和 ITS2 序列的褐飞虱、白背飞虱和灰飞虱的分子鉴定［J］．昆虫学报，52（11）：1266-1272．

潘力，崔翠，王斌．2010．一种用于 PCR 扩增的丝状真菌 DNA 快速提取方法［J］．微生物学通报，37（3）：450-453．

王莉萍，杜予州，何娅婷，等．2007．不同地理种群美洲斑潜蝇及近缘种的 rDNA-ITS1 序列分析和比较［J］．昆虫学报，50（6）：597-603．

张仁利，耿艺介，黄达娜，等．2007．深圳市白纹伊蚊 rDNAITS2 区克隆及 SNP 分析［J］．中国热带医学，7（1）：8-11．

赵忠懿，王文华，徐伶娜，等．世界新记录害虫——棒角莲雾姬小蜂［J］．植物检疫，2007，21（6）：359-340．

Boucek Z. 1998. Australasian Chalcidoidea（Hymenoptera），a biosystematic revision of genera of fourteen families，with a reclassification of species［M］. Wallingford，UK：CAB Internation.

Campbell B C，Steffen-Campbell J D，Werren J H. 1993，Phylogeny of the *Nasonia* species complex（Hymenoptera：Pteromalidae）inferred from an internal transcribed spacer（ITS2）and 28S rDNA sequences［J］. Insect Mol. Biol. ，2（4）：225-237.

Carpenter J M，Wheeler W C. 1999. Towards simultanerous analysis of morphological and molecular data in Hymenoptera［J］. Zool. Scri. ，28：251-260.

Gibson G A P. 1997. Morphology and terminology［M］//Gibson G A P，Huber J T，Wolley J B. Annotated keys to the genera of neoarctic Chalcidoidea（Hymenoptera）. Ottawa：NRC Research Press：16-44.

Girault A A. 1926. New Pest from Australia. II［M］. Brisbane，Australia.

Ji Y J，Zhang D X，He L J. 2003 . Evolutionary conservation and versatility of a new set of primers for amplifying the ribosomal internal transcribed spacer（ITS）regions in sects and other invertebrates［J］. Molecular Ecology Notes，3：581-585.

Miller B R，Crabtree M B，Savage H M. 1996. Phylogeny of fourteen *Culex* mosquito species，including the *Culex pipiens* complex，inferred from the internal transcribed spacers of ribosomal DNA［J］. Insect Molecular Biology，5：93-107.

Narayanan E S，Subba Rao B R，Patel G A. 1958. A new pteromalid genus from India［J］. Indian J. Entomol，19：200-203.

Pinto J D，Koopmanschap A B，Platner G R，et al. 2002. The North American *Trichogramma*（Hymenoptera：Trichogrammatidae）parasitizing certain Tortricidae（Lepidoptera）on apple and pear，with ITS2 DNA characterizations and description of a new species［J］. Biol. Control：134-142.

Sanchis A，Latorre A，Gonzalez-Candelas F，et al. 2000. An 18S Rdna-based molecular phylogeny of Aphidiinae（Hymenoptera：Braconidae）［J］. Mol. Phyl. Evol. ，14（2）：180-194.

Sha Z L，Zhu C D，Murphy R W，et al. 2007. *Diglyphus isaea*（Hymenoptera：Eulophidae）：a probable complex of cryptic species that forms important biological control agent of agromyzid leaf miners［J］. J Zool Syst Evol Res，45（2）：128-135.

第十三章
新菠萝灰粉蚧快速检测

第一节 概　述

新菠萝灰粉蚧〔*Dysmicoccus neobrevipes*（Beardsley）〕属同翅目粉蚧科洁粉蚧属（*Dysmicoccus*），已被列入我国进出境检疫性有害生物名录，广泛分布于热带，如斐济、牙买加、马来群岛、墨西哥、密克罗尼西亚、菲律宾等国家和地区，1998年首次在我国海南省昌江县麻区发现。可以若虫及成虫聚集在剑麻的根、茎、叶片部位，刺吸剑麻的汁液为食，以嫩叶为主，影响剑麻的生长发育，其分泌的蜜露可引发煤烟病，为害严重时可导致剑麻植株死亡。近年来，该虫在海南、广东剑麻产区暴发为害，产量损失达30%。除剑麻外，主要寄主还有香蕉、椰子、咖啡、番荔枝、菠萝、琼麻、可可、晚香玉以及金合欢属、人心果属、番荔枝属、玉蕊属、藤黄属、椰仁舅属、芭蕉属、仙人掌属、落尾木属、雨树属、可可树属等。

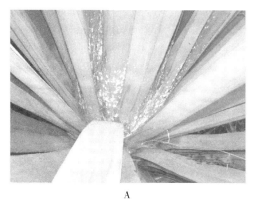
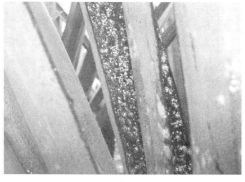

图 13-1　新菠萝灰粉蚧为害状
A. 为害叶基部　　B. 为害引起煤烟病

第二节　形态检测

雌虫：椭圆形，体褐色至橘灰色，体被白色蜡粉。体长 2.5～4.5mm，宽 1.5～2.0mm。触角细索状，着生在头部顶端腹面两侧边缘，共 8 节，每节均生有数根细毛，第一节粗短，第四节最短，近似念珠状，第八节最长，细毛最多。喙位于前足的中间，即胸部第一节。口针 4 条，里面 2 条较细，另外 2 条较粗，包在其外。这 4 条口针细长而硬，长度可达虫体的长度，卷曲的藏于中、后胸间的特殊口袋中。体侧有 17 对刺孔群，虫体背面分布较多长短粗细不一的体毛，背部具有前背裂和后背裂，如横裂的唇状。腹部第四至五节间有 1 明显腹裂。尾端有 2 根显著伸长的臀瓣刺，肛门位于腹部最后一节，肛环呈圆形，在肛环上有1列卵圆形的肛环孔和6根肛环刺。3对胸足着生于3个胸节上，每足由6节组成，且每节均生有数根细毛。在前足和中足下方各有1对喇叭状气门，分别为前胸气门和后胸气门。

雄虫：体褐色，细长，头、胸、腹部分节明显，体长约1.0mm。触角丝状，着生于头部的顶端，9节，每节生有长短不一的细毛。眼红棕色。中胸具1对翅，有金属光泽，并具两条明显的翅脉，翅脉处的金属光泽为银白色，其他部位为金黄色。尾部有2根特别长的蜡丝，接近尾部处为灰褐色，其他部位为白色。

若虫：3龄，初孵若虫（一龄若虫）呈长椭圆形，体色为橘黄色，虫体长约0.5mm，分节明显。单眼1对，红色。触角为8节。一龄若虫背部无白色蜡质物，发育至后期，则有少量均匀的粉。二龄若虫体黄褐色变淡，灰色加深，随着虫龄增长，体表逐渐被均匀的蜡粉覆盖。至三龄若虫时虫体全被蜡粉覆盖。

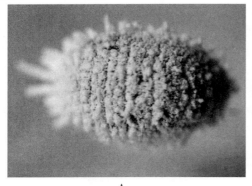 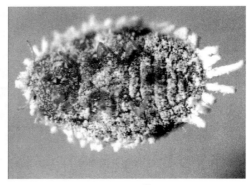

A   B

图13-2　新菠萝灰粉蚧雌成虫
A. 雌成虫背面　B. 雌成虫腹面

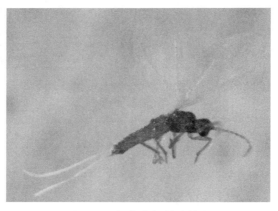

图13-3　新菠萝灰粉蚧雄虫

第三节　快速分子检测

一、虫源采集和标本保存

新菠萝灰粉蚧、美地绵粉蚧、香蕉灰粉蚧和双条佛粉蚧成虫分别采集自海南昌江、儋州及广东湛江地区剑麻、木薯、香蕉、荔枝等作物田间种群，经形态鉴定后一部分保存于70％乙醇中用作标本，一部分保存于96％乙醇中用于基因组 DNA 提取。

二、基因组 DNA 的提取

取 50 头粉蚧成虫置于 1.5mL 离心管中，加入液氮冰浴研磨，采用 CTAB 法提取基因组 DNA，灭菌水溶解，置于−20℃冰箱保存、备用。

三、RAPD 标记筛选

以新菠萝灰粉蚧、美地绵粉蚧、香蕉灰粉蚧和双条佛粉蚧的成虫 DNA 池为模板，从 140 个随机引物中筛选出重复性好、扩增条带清晰可辨、片段大小约为 750bp 的一条差异带，在上述新菠萝灰粉蚧若虫和成虫 DNA 池存在而在其他三种粉蚧成虫 DNA 池中不存在，将其命名为 SK09$_{750}$（图 13-4）。引物 SK09 为 5′-CAATCGCCGT-3′，PCR 扩增体系见表 13-1。PCR 反应程序为，94℃预变性 5min；92℃变性 30s，36℃退火 1min，72℃延伸 90s，循环 40 次；最后 72℃延 10min，PCR 结束后保持 18℃。

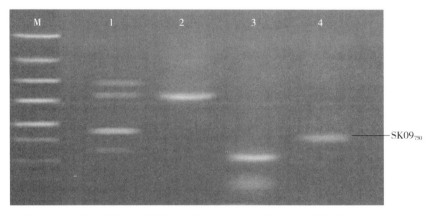

图 13-4　引物 SK09 在新菠萝灰粉蚧、美地绵粉蚧、香蕉灰粉蚧和
　　　　　双条佛粉蚧 DNA 池中的扩增

注：M 为 marker，泳道 1 为双条佛粉蚧成虫，泳道 2 为香蕉灰粉蚧成虫，泳道 3 为美地绵粉蚧成虫，泳道 4 为新菠萝灰粉蚧成虫。

表 13-1　RAPD 引物扩增反应试验体系

反应体系	加样量
10×PCR 缓冲液	2.5μL
dNTP 混合物（10mmol/L）	2.0μL
r-Taq（5U/μL）	0.5μL
引物（20μmol/L）	0.5μL
MgCl$_2$（25μmol/L）	1.2μL
DNA 模板（100ng/μL）	2.0μL
ddH$_2$O	15.8μL

四、SCAR 引物设计及特异性和灵敏性检验

以 RAPD 标记 SK09$_{750}$ 序列为模板设计 1 对 SCAR 引物 SX（5′-GCTAACGTCCAT AGGACT-3′；5′-TAGTTCCTGGCTCAGACT-3′）进一步对新菠萝灰粉蚧、美地绵粉蚧、香蕉灰粉蚧和双条佛粉蚧成虫 DNA 池进行 PCR 扩增，结果表明，新菠萝灰粉蚧成虫 DNA 池均能扩增出，而美地绵粉蚧、香蕉灰粉蚧和双条佛粉蚧成虫 DNA 池均未能扩增出条带清晰可辨、片段大小约为 360bp 的单一目标片段（图 13-5），重复 3 次，结果一致。由此可确定成功将 RAPD 标记 SK09$_{750}$ 转化成了特异性强的 SCAR 标记 SX$_{360}$，可用于新菠萝灰粉蚧分子检测。这为新菠萝灰粉蚧的精确鉴定提供了技术支撑。

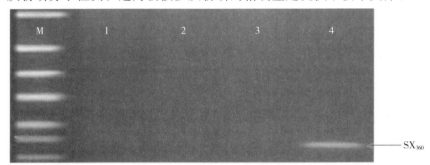

图 13-5　引物 SX 对不同粉蚧 DNA 的 PCR 扩增

注：M 为 marker，泳道 1 为双条佛粉蚧成虫，泳道 2 为香蕉灰粉蚧
成虫，泳道 3 为美地绵粉蚧成虫，泳道 4 为新菠萝灰粉蚧成虫。

五、SCAR 标记对田间种群的验证

对采集自海南昌江、儋州及广东湛江地区的新菠萝灰粉蚧进行形态鉴定，初步确定为新菠萝灰粉蚧种群后，用 SCAR 引物 SX 对这些种群的 DNA 模板进行 PCR 扩增，发现均能扩增出条带清晰可辨、片段大小约为 360bp 的单一目标片段，从而进一步证明 SCAR 标记 SX$_{360}$ 特异性强，完全可用于新菠萝灰粉蚧分子检测（图 13-6）。

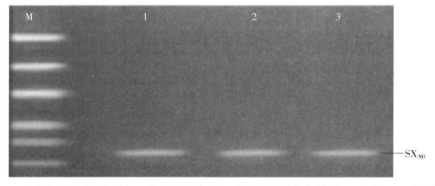

图 13-6　引物 SX 对海南昌江、儋州及广东湛江地区的新菠萝灰粉蚧 DNA 的 PCR 扩增

注：M 为 marker，泳道 1 为海南昌江地区的新菠萝灰粉蚧，泳道 2 为海南儋州地
区的新菠萝灰粉蚧，泳道 3 为广东湛江地区的新菠萝灰粉蚧。

（陈青，徐雪莲，梁晓）

◆ 主要参考文献

蔡波，徐卫，刘福秀，等 . 2013. 海南口岸从越南邮轮旅客携带水果上截获新菠萝灰粉蚧 [J] . 植物检
　　疫，27（2）：86.

陈泽坦，张小冬，张妮，等 . 2010. 不同温度条件下新菠萝灰粉蚧实验种群生命表 [J] . 热带作物学报，
　　31（3）：464-468.

傅辽，黄冠胜，李志红，等 . 2012. 新菠萝灰粉蚧在中国目前及未来的潜在地理分布研究 [J] . 植物检
　　疫，26（4）：1-5.

康芬芬，魏亚东，程瑜，等 . 2011. 新菠萝灰粉蚧辐照检疫处理研究初报 [J] . 植物检疫，25（5）：
　　25-27.

劳有德 . 2008. 广西剑麻产区要重视新菠萝灰粉蚧的防治 [J] . 广西热带农业，118（5）：24-25.

李新芳 . 2010. 从进境泰国香蕉上截获新菠萝灰粉蚧 [J] . 植物检疫，24（2）：44-46.

林晓佳，吴蓉，陈吴健，等 . 2013. 新菠萝灰粉蚧研究进展 [J] . 浙江农业科学，11：1387-1391.

刘荣永，姚希猛，邓汉华，等 . 2011. 三种药剂对剑麻新菠萝灰粉蚧的影响 [J] . 北京农业：60-61.

马骏，梁帆，赵菊鹏，等 . 2012. 菠萝粉蚧和新菠萝灰粉蚧溴甲烷熏蒸处理研究 [J] . 环境昆虫学报，
　　34（4）：441-446.

马骏，林莉，赵菊鹏，等 . 2013. 菠萝粉蚧和新菠萝灰粉蚧 γ-射线辐照处理研究 [J] . 应用昆虫学报，
　　50（3）：441-446.

覃振强，吴建辉，林莉，等 . 2012. 杀虫剂对新菠萝灰粉蚧的室内毒力测定 [J] . 植物检疫（1）：32-35.

覃振强，吴建辉，任顺祥，等 . 2010. 外来入侵害虫新菠萝灰粉蚧在中国的风险性分析 [J] . 中国农业
　　科学，43（3）：626-633.

王润，曹凤勤，林江，等 . 2014. 常用杀虫剂对新菠萝灰粉蚧的活性与田间防效 [J] . 贵州农业科学，
　　42（5）：100-105.

徐浪，余道坚，焦懿，等 . 2013. 新菠萝灰粉蚧及其近似种的 DNA 条形码鉴定 [J] . 植物检疫，27
　　（3）：66-69.

严珍，徐雪莲，张妮，等 . 2011. 入侵害虫新菠萝灰粉蚧天敌——丽草蛉研究初报 [J] . 农业科技通讯，
　　5：78-79.

严珍 . 2012. 草蛉生物学特性及其对新菠萝灰粉蚧的捕食效能研究 [D] . 海口：海南大学 .

印丽萍，李海峰 . 2012. 识别新菠萝灰粉蚧虫不再难 [N] . 中国国门时报，10-08（4）.

张妮，陈泽坦，王发明 . 2010. 橡胶籽提取物对新菠萝灰粉蚧的忌避作用 [J] . 农业科技通讯，7：
　　76-78.

张妮，陈泽坦，徐雪莲，等 . 2011. 不同寄主对新菠萝灰粉蚧生长发育和繁殖的影响 [J] . 热带作物学
　　报，32（9）：1733-1735.

张妮 . 2010. 新菠萝灰粉蚧寄主选择性及其机理研究 [D] . 海口：海南大学 .

张小冬，陈泽坦，钟义海，等 . 2009. 新菠萝灰粉蚧雌成虫空间分布型的初步研究 [J] . 植物保护，35
　　（3）：81-83.

中国农业科学院植物保护研究所，中国植物保护学会 . 2015. 中国农作物病虫害：下册 [M] . 3 版 . 北
　　京：中国农业出版社 .

第十四章
三叶草斑潜蝇快速检测

第一节 概 述

斑潜蝇类害虫属双翅目（Diptera）潜蝇科（Agromyzidae）斑潜蝇属（*Liriomyza*），其模式种 *Liriomyza urophorina* Mik 在 1984 年由 Mik 建立，迄今在全世界共发现 300 余种，其主要为害对象为蔬菜、花卉和禾谷牧草等经济作物。对这些作物有威胁或有潜在威胁的斑潜蝇种类约有 23 种，其中中国大陆及台湾地区已知 19 种（陈小琳 等，2000）。在所有斑潜蝇种类中，美洲斑潜蝇（*L. sativae* Blanchard）、南美斑潜蝇 [*L. huidobrensis* (Blanchard)] 和三叶草斑潜蝇 [*L. trifolii* (Burgess)] 为中国大陆及台湾地区的主要斑潜蝇种类，且这三种斑潜蝇均为入侵性、杂食性害虫。其中，三叶草斑潜蝇被列为我国进境植物检疫性有害生物。三叶草斑潜蝇又名非洲菊斑潜蝇，原产于北美洲。在我国，该虫 1988 年首先在台湾地区被发现，大陆地区于 2005 年 12 月在广东省中山市首次发现，后于 2006 年 4 月在海南省被报道，随后又于 2008 年 7 月在江苏省泰兴市被报道（王建富等，2010）。三叶草斑潜蝇是典型的杂食性昆虫，寄主范围包括葫芦科、茄科、豆科、十字花科、伞形科、菊科、锦葵科等 20 多科 300 余种植物。该虫幼虫在叶片和叶柄中取食，形成弯弯曲曲的潜道，雌虫在叶片上取食形成缺刻并最终形成白色斑点，该虫对农作物的危害与美洲斑潜蝇和南美斑潜蝇类似，三叶草斑潜蝇的识别与田间预测预报存在一定难度。

种类的准确鉴定是害虫检疫和防控的基础。斑潜蝇类害虫传统的鉴定主要依靠成虫形态学特征，但由于口岸截获的斑潜蝇常是幼虫或蛹。而幼虫及蛹的种间区分特征差异甚微，只有将其培养至成虫后才能做准确鉴定，这将极大降低检疫工作的时效性。因此，建立针对斑潜蝇特别是三叶草斑潜蝇的快速鉴定方法具有重要意义。斑潜蝇的快速鉴定方法通常是指用于斑潜蝇种类鉴定的分子生物学方法，与传统的形态学鉴定相区别，它具有检测周期短、对样品质量和数量要求低、结果准确可靠等特点。本章在描述三叶草斑潜蝇形态鉴定的基础上，重点阐述该虫的快速检测技术。

第二节 形态检测

三叶草斑潜蝇的形态检测以其生物学特性为主要依据，其形态鉴定需要借助体视显微镜和显微镜完成。

一、检测

在检疫现场或发现疑似三叶草斑潜蝇的场所，查验有关寄主植物的叶片，如发现叶片上具由细变粗、弯曲甚至缠绕的疑似虫道，观察虫道末尾有无半透明的幼虫，并进一步查找附近有无长椭圆形长约 2.0mm 的黄褐色蛹粒。如发现疑似蛹粒，用指形管盛装；如发现叶片上具有上述幼虫或幼虫虫道，摘取叶片，用塑料封口袋装。上述管、袋均加标签，记录时间、地点、寄主、采集人等，带回实验室。田间还可通过悬挂涂有粘蝇胶的黄板对成虫进行诱集监测，收集虫体带回室内鉴定。

　　将采集的叶片置于皿底铺有吸水纸的培养皿中，在 22～30℃ 的室内环境中饲养 3～5d，收集所化的蛹。蛹盛于指形管中，用纱布扎口，防止羽化成虫逃逸，并置于 25～30℃ 的培养箱中培养 5～7d，直至成虫羽化。成虫羽化 24h 后可将指形管置于冰箱冷冻层约 1h，将成虫冷冻杀死。制成针插标本，以备种类鉴定。

二、鉴定

　　为了准确鉴定斑潜蝇种类，要解剖观察其雄性外生殖器。具体方法是：用昆虫针取下雄成虫腹部末端投入 5‰ 氢氧化钠或氢氧化钾溶液中煮沸 3～5min，体视显微镜下观察，以骨质部分保留深色、肌肉脂肪等溶解为佳；用吸管或挑针吸移至带薄层蒸馏水的培养皿中，浸洗；在体视显微镜下用细针解剖，除去背腹板等物，仅留外生殖器（第九背板及其附属构造）；用针尖粘取外生殖器至滴有荷燕尔胶的截玻片上，体视显微镜下整姿，尽量使外生殖器构造在视野中为正面图像；封片；自然干燥或用烘箱于 45℃ 下烘 24h。三叶草斑潜蝇的阳茎端阳体结构见图 14-1。

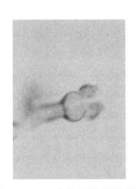

图 14-1　三叶草斑潜蝇端阳体

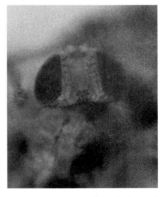

图 14-2　三叶草斑潜蝇头部（示顶鬃着生于黄色区域）

　　三叶草斑潜蝇成虫体小或微小，长 1.5～4.0mm。触角各节亮黄色；内、外顶鬃均着生于黄色区域（图 14-2），或至多外顶鬃着生于黑黄交界处；上额眶鬃 2 对，眶毛后倾。中胸背板黑色无光泽，带灰白色绒毛被（侧光照射可见）；小盾片鲜黄色；中侧片下缘具黑斑，腹侧片大部分黑色。翅 C 脉仅在 Sc 脉端处折断，Sc 脉端部退化为一褶痕或与 R 脉合并，R 脉 3 分支直达翅缘；翅 M_{3+4} 脉末段长是次末段长的约 3 倍。足基节黄色，腿节大部分黄色，有时有淡褐色条纹，胫节、跗节暗褐色。雄外生殖器阳茎端阳体基半部分明显凸起，中间部位缢缩明显，柄部（中阳体）长，长度接近端阳体长度。

　　三叶草斑潜蝇卵白色，长椭圆形，长约 0.25mm。幼虫 3 龄，初孵幼虫长约 0.5mm，老熟幼虫长约 3.0mm，略呈蛆形。蛹长椭圆形，长约 2.0mm，腹面扁平，有突出的前、后气门，后气门有 3 个指状突。

三叶草斑潜蝇及其重要近缘种成虫鉴别见下述检索表。

三叶草斑潜蝇及其重要近缘种成虫鉴别检索表

1 内、外顶鬃均着生于黄色区域，或至少外顶鬃着生于黑黄交界处 ⋯⋯⋯⋯⋯⋯ 2

   内、外顶鬃均着生于黑色区域，或至少内顶鬃着生于黑黄交界处 ⋯⋯⋯⋯⋯⋯ 3

2 中胸盾片带灰白色绒毛被；M_{3+4} 脉末段长是次末段长的约 3 倍；幼虫和蛹后气门有 3 个指状突⋯⋯

   ⋯⋯⋯⋯⋯⋯⋯⋯⋯⋯⋯⋯⋯⋯⋯三叶草斑潜蝇 [*Liriomyza trifolii* (Burgess)]

   中胸盾片无如上述灰白色绒毛被；M_{3+4} 脉末段长是次末段长的约 2 倍；幼虫和蛹后气门有 7～12

   个指状突 ⋯⋯⋯⋯⋯⋯⋯⋯⋯⋯⋯⋯⋯ 番茄斑潜蝇 (*L. bryoniae* Kalenbach)

3 M_{3+4} 脉末段长是次末段长的 3～4 倍；触角鲜黄色；腿节主要为鲜黄色；幼虫和蛹后气门有 3 个指

   状突⋯⋯⋯⋯⋯⋯⋯⋯⋯⋯⋯⋯⋯⋯⋯ 美洲斑潜蝇 (*L. sativae* Blanchard)

   M_{3+4} 脉末段长是次末段长的 2～2.5 倍；触角棕黄色；腿节有黑色斑块或全为黑色；幼虫和蛹后气

   门有 6～9 个指状突⋯⋯⋯⋯⋯⋯⋯⋯⋯ 南美斑潜蝇 [*L. huidobrensis* (Blan.)]

第三节　快速分子检测

分子生物学的迅猛发展为丰富和充实斑潜蝇近缘种的鉴定方法以及研究遗传分化提供了必要条件，其研究成果也在斑潜蝇快速鉴定中得到了广泛应用和实践，目前针对斑潜蝇的分子检测鉴定技术主要包括同工酶电泳技术、随机扩增多态性 DNA PCR（RAPD-PCR）技术、限制性片段长度多态性 PCR（RFLP-PCR）技术和核酸序列分析鉴定技术。而核酸序列分析中的特异性 PCR 检测鉴定方法更是使得检疫工作大大简化，该方法只需根据外源基因设计特异的检测引物，对所检测的样品 DNA 进行 PCR 扩增，通过 PCR 产物的大小就可以初步确定靶基因。目前研究较多的标记基因有核糖体 DNA（rDNA）、线粒体细胞色素氧化酶亚基 I（mtDNA *COI*）和微卫星 DNA（SSR）等，斑潜蝇的分子鉴定可以选择其中一种或多种标记基因作为研究对象。其中，运用 mtDNA *COI* 序列中的一个固定片段作为 DNA 条形码以鉴定不同物种更引起国内外的广泛关注。

国外应用 mtDNA 进行斑潜蝇鉴定已有诸多报道。Schefer（2000）和 Schefer et al.（2001）利用 mtDNA *COI* 和 *CO* II 基因对美国的南美斑潜蝇地理种群进行分析，得出南美斑潜蝇存在隐存种，同时运用 PCR-RFLP 方法分析南美斑潜蝇中 *COI-CO* II 区段，得出 *L. langei* 不是南美斑潜蝇的异名，而是不同种的结果。Kox et al.（2005）运用 PCR-RFLP 方法对一段片段长度为 790bp 的 mtDNA *CO* II 基因进行扩增并使用 RFLP 方法对不同斑潜蝇的各个虫态进行分析，得出了 PCR-RFLP 技术针对 mtDNA *CO* II 基因的分析是一种非常有效地区分不同经济重要性斑潜蝇种类的方法。Schefer et al.（2006）通过对在菲律宾 26 种寄主植物上的 258 头斑潜蝇的片段长度为 527bp 的 mtDNA *COI* 进行测序，并将这些序列同世界各地的美洲斑潜蝇、南美斑潜蝇和三叶草斑潜蝇进行比对，得出 DNA 条形码可以很快地对不同种类的斑潜蝇进行鉴定的结论。

在我国，应用 mtDNA 进行斑潜蝇分子鉴定已取得了一定的进展。He et al.（2002）运用 mtDNA *CO* II 基因对南美斑潜蝇在云南的分布及起源进行研究，鉴定得出了云南不同种群的南美斑潜蝇和美洲的种群聚为一类，从而推断美洲是中国云南地区南美斑潜蝇传入的区域。Feng et al.（2007）使用实时荧光 PCR 技术，对美洲、亚洲和欧洲的 8 个国

家的三叶草斑潜蝇 *COI* 序列进行比较研究，得出了目前不同地理种群的三叶草斑潜蝇之间尚无分化。Wang et al.（2008）通过对 5 个不同的美洲斑潜蝇种群 mtDNA *COI* 序列分析发现即使是同种斑潜蝇的 mtDNA *COI* 基因也有少量差异。陈萍等（2009）运用 PCR-RFLP 技术对美洲斑潜蝇、南美斑潜蝇、三叶草斑潜蝇、番茄斑潜蝇和葱斑潜蝇等 5 种斑潜蝇的 mtDNA *CO* Ⅱ 基因进行标记，并实现了区分 5 种斑潜蝇的目的。Wang et al.（2011）获得了三叶草斑潜蝇的全线粒体序列，为斑潜蝇近似种的鉴定打下了很好的基础。胡俊韬等（2012）以美洲斑潜蝇和南美斑潜蝇为参照，在检测和检索三叶草斑潜蝇线粒体 DNA 细胞色素氧化酶Ⅰ（mtDNA *COI*）基因序列的基础上，设计并筛选了三叶草斑潜蝇种类识别的特异引物，实现基于 DNA 条形码的三叶草斑潜蝇的快速鉴定。

一、PCR-RFLP 检测鉴定法

（一）DNA 提取

参照痕量 DNA 模板制备方法（温硕洋 等，2003）提取所需的 DNA，具体方法是：干标本先用 TE（pH 8.0）浸泡过夜，乙醇和福尔马林浸泡的样品用 TE（pH 8.0）浸泡 1～2h，以回软组织和去除其他化学物质对 PCR 的影响。新鲜样品直接研磨。样品或样品中的部分组织，放入 0.2mL 微离心管中，加入 30μL 研磨缓冲液（STE），用烧溶的移液枪枪头或微型电动研磨器（KONTES）将样品彻底研磨，用 30μL 研磨缓冲液冲洗枪头，加入蛋白酶 K（200μg/mL），研磨液在 30μL 的研磨缓冲液中消化 1～2h，消化后的产物在 95℃保温 45s，2 000～3 000r/min 离心 30s 沉淀残渣，上清液作为 PCR 的模板或保存在−20℃冰箱中备用。

（二）引物设计与内切酶筛选

采用 Liu et al.（1992）设计的昆虫线粒体 DNA 的 *CO* Ⅱ 基因引物（F-LEU 和 R-LYS）进行 PCR 扩增。

利用所测定的 5 种斑潜蝇的 *CO* Ⅱ 基因序列在 DNAStar 的 MAPDraw 中的 500 多种限制性内切酶中寻找得到 *Eco*RⅠ、*PVU* Ⅱ、*Xba* Ⅰ 3 种限制性内切酶作为三叶草斑潜蝇鉴定所需的内切酶。

（三）检测结果与验证

CO Ⅱ 基因的引物 F-LEU 和 R-LYS 对供试的三叶草斑潜蝇、美洲斑潜蝇、南美斑潜蝇、番茄斑潜蝇和葱斑潜蝇等 5 种斑潜蝇均能扩增，扩增产物产生单一条带，大小一致，约 800bp。没有出现扩增片段 *CO* Ⅱ 基因长度多态性的现象，所以可以通过 RFLP 分析来确定各种斑潜蝇扩增产物序列上核苷酸的变异。

按 *Eco*RⅠ、*PVU* Ⅱ、*Xba* Ⅰ 3 种限制性内切酶反应条件进行酶切，取酶切产物 10μL，用 1.5% 的琼脂糖凝胶电泳，用 100bp ladder marker 或 ΦΦ174-HaeⅢ digest DNA Marker 作为标准分子量标记。得出 *Eco*RⅠ只对美洲斑潜蝇有 1 个酶切位点；*PVU* Ⅱ只对南美斑潜蝇有 1 个酶切位点；*Xba* Ⅰ对三叶草斑潜蝇和番茄斑潜蝇均有一个酶切位点，但两种斑潜蝇的酶切位点在各自的 *CO* Ⅱ 基因所处的区段不同，从而所得的片段不同。其中，三叶草斑潜蝇的片段大小分别是 500bp 和 360bp，而番茄斑潜蝇的片段大小则分别是 460bp 和 390bp。因此，借三种内切酶，可从是否有酶切位点及位点中的片段大小将三叶草斑潜蝇区别开来。

产物经测序所得的序列与 GenBank 上已登录的斑潜蝇同源序列比对，同种的不同个体或不同种群间的序列相似性高达 94％以上。此外，分别从同一种群中不同的个体、不同的虫态和不同种群的个体 3 个方面对结果进行多次重复的验证，得到的限制性酶切图谱都完全相同。另据 He et al.（2002）对云南省内不同地区或不同寄主的南美斑潜蝇共 53 个个体的 *CO* Ⅱ 基因进行测序，结果 53 个个体序列完全一致。由此，可以认为斑潜蝇的 *CO* Ⅱ 基因在种内还是相当保守的。所选出的 3 种内切酶作为 5 种斑潜蝇的线粒体 DNA *CO* Ⅱ-RFLP 的分析酶是可靠的。

上述建立的 PCR-RFLP 法可用于三叶草斑潜蝇的快速鉴定。该方法操作简单，比 RAPD-PCR 重复性好，且不受不同虫态差异的影响，比传统的形态分类法鉴定省时。

二、荧光定量 PCR 法

（一）DNA 提取

使用 Promega Wizard DNA Extraction Kit（Madison，WI 53711，USA）提取单头样品 DNA。DNA 浓度和 DNA 完整性使用 NanoDrop ND-1000 Spectro-photometer（Nanodrop Technologies，Wilmington，Delaware 19810，USA）进行分析。

（二）引物与探针设计

1. *COI* 片段扩增　扩增条件为 92℃ 加热 5min；然后进行 35 次 PCR 循环（92℃，1min；退火至 53℃，1min；72℃ 延伸 90s）；最后 72℃ 下维持 5min。PCR 产物保存于 4℃。其 PCR 反应的总体积为 25μL，包含 2.5μL 10×buffer 缓冲液（Promega），3.0μL MgCl$_2$，0.5μL 10mmol/L dNTPs，0.5μL 5U/μL *Taq* DNA 聚合酶（Promega），上游引物（C1-J-1535，5′-ATTGGAACTTTATATTTTATATTTGG-3′）和下游引物（TL-N-3017，5′-CTTAAATCCATTGCACTAATCTGCCATA-3′）各 0.5μL（10mmol/L），ddH$_2$O 19.5μL，DNA 模板 1.0μL（约 20ng）。PCR 产物约 1.5kb，使用 1‰琼脂糖凝胶电泳分离 PCR 产物。

2. DNA 序列　扩增的 PCR 产物使用 TaKaRa DNA Fragment Purification Kit Ver. 2.0（TaKaRa 生物，大连，中国）纯化。实际应用中仅选择 PCR 产物中的一个自 3′ 端起长约 550bp 的片段，该片段由内部引物 C1-J-2441（5′-CCTACAGGAATT AAAATTTTTAGTTGATTAGC-3′）和外部引物 TL-N-3017（见上）扩增而来。双向测序在 ABI 3730 仪器上进行（Applied Biosystems，Mississauga，Ontario，Canada）。测序后序列被存入 GenBank。

3. 序列比对　序列比对使用 ClustalX 软件完成。比对的序列包括本章中获得的序列及 GenBank 中的斑潜蝇序列（三叶草斑潜蝇：DQ150731-DQ150988，DQ516539-DQ516678；美洲斑潜蝇：AY697731-AY697843；美洲斑潜蝇：DQ150773-DQ150790）。GenBank 中序列来自美国、菲律宾、意大利、南非、洪都拉斯、墨西哥、哥斯达黎加、哥伦比亚、危地马拉、埃及、马来西亚、沙特阿拉伯、斯里兰卡、越南和以色列等 15 个国家。

4. 引物及探针设计 通用引物对（COI-1 和 COI-2）和三叶草斑潜蝇特异诊断探针（TRI）使用 Primer Express 设计，由 TaKaRa（大连）合成。TRI 分别使用 FAM 和 TAMRA 染料标记 5′端和 3′端。

（三）实时 PCR

实时 PCR 使用 iCycler IQ 实时 PCR 仪（Bio-Rad，Hercules，California，USA）完成。每个样品 DNA 均使用通用引物及 TRI 进行测试。实时 PCR 扩增条件为：95℃加热 3min；然后进行 40 个循环（95℃ 15s，60℃ 1min）。所有反应使用 25μL 体系。其中，DNA 1μL（约 20ng），COI-1 和 COI-2 引物各 1μL（10mmol/L），TRI 探针 1μL（10mmol/L），10mmol/L dNTPs 0.5μL，25mmol/L MgCl$_2$ 1.5μL（Promega），10×PCR buffer 2.5μL（Promega），5U/μL *Taq* DNA 酶 0.7μL（Promega），ddH$_2$O 15.8μL。

（四）结果判定

实时 PCR 反应后，提取仪器中显示的 Ct 值进行分析。Ct 值可用于指示目标 DNA 是否存在（Ct 值小于 30 即可判定为阳性）。Ct 值还可反映 PCR 条件及 DNA 的质量和浓度。如果反应曲线为对数曲线且 Ct 值小于 30，该样品为阳性；若 Ct 值在 30 至 35 之间，该样品需进一步检验；如果反应曲线为直线，则样品为阴性。

（五）结果验证

使用 Taqman 探针进行实时 PCR 扩增后，使用琼脂糖凝胶电泳对 PCR 产物进行分析以确保扩增片段大小为目标片段大小。取 5μL PCR 产物，1％琼脂糖凝胶 100V 恒压下 45min 电泳分离 PCR 产物，1％ EB 染色 20min 后紫外光下检测，PCR 产物为 120bp，与设计片段大小一致。

三、DNA 条形码鉴定法

（一）特异引物的设计

特异引物设计的步骤为：第一，在 BOLD 数据库（The Barcode of Life Data，http：//www. boldsystems. org/view/login. php）中获得美洲斑潜蝇、南美斑潜蝇和三叶草斑潜蝇长为 850bp 的 *COI* 序列；第二，对获得的序列采用 DNAMAN 软件进行序列比较，获得三种斑潜蝇在相同区段序列中不同的碱基位点作为特异引物设计的依据；第三，使用 Primer 5 结合 Oligo 7 软件根据不同碱基位点对特异引物对的上、下游引物进行设计评估，设计出合适的特异引物对。

（二）特异引物的验证

提取单头已知种类斑潜蝇样品 DNA；使用已经设计的不同特异引物对提取的 DNA 进行 PCR 扩增实验；再对 PCR 扩增产物进行琼脂糖凝胶电泳，以验证所使用引物的特异性；再对已验证经特异引物扩增的 PCR 产物进行测序,以保证所扩增片段与设计片段的一致性。

设计的特异引物由北京奥科生物科技有限公司合成。其中,引物名称为 LT298F24 的序列是 5′-ATAAGCAGAATAGTAGAAAACGGA-3′,引物名称为 LT740R19 的序列是 5′-GTTTCCTTCTTACCTGACT-3′。

(三) DNA 提取

采用天根生化科技(北京)有限公司的"血液/细胞/组织基因组 DNA 提取试剂盒",进行斑潜蝇成虫总 DNA 的提取。首先,将单头斑潜蝇成虫在使用液氮急冻之后研碎,加入细胞裂解液及蛋白酶 K 后 56℃水浴 3h 以去除蛋白,经无水乙醇沉淀后使用高盐溶液使 DNA 粗提取物吸附于吸附柱壁并洗脱杂质;随后,使用低盐溶液多次洗脱吸附于吸附柱壁上的 DNA 粗提取物以提纯 DNA;最后,使用 pH 7.0~8.5 的 ddH_2O 50μL 溶解 DNA 并储存在 −20℃备用。

(四) PCR 扩增体系与扩增结果

扩增的目的片段是 mtDNA 中 *COI* 基因的一段序列。其 PCR 反应的总体积为 56μL。其中包含 6.0μL 10×buffer 缓冲液,3.0μL MgCl_2,2.0μL dNTPS,0.4μL *Taq* DNA 聚合酶,上、下游引物各 3.0μL,ddH_2O 32.6μL,DNA 模板 6.0μL。反应条件为 94℃加热 3min,然后进行 30 次 PCR 循环(94℃ 1min,退火温度为 52℃,时间为 1min,72℃延伸 1min),最后 72℃变性延伸 10min。PCR 产物保存于 4℃。1%琼脂糖凝胶 120V 恒压下电泳分离 PCR 产物,EB 染色 15min,检测。

PCR 产物经凝胶电泳检测后含有 461bp 三叶草斑潜蝇特异扩增片段的 PCR 粗产物。

(五) 序列比对和结果分析

借助 ABI-3730 测序仪对电泳后呈阳性的 PCR 产物进行纯化并进行双向测序。用 DNAMAN 软件对每一样品正反向测序的结果拼接,得到单条准确序列,并通过软件自带功能建立各序列与 BOLD 数据库序列之间的系统发育树。然后用 BOLD 数据库中的 Identify Specimen 功能进行序列特异性验证,以确定所扩增的片段的种类。经过正反向拼接、同物种序列比对和手工校正,最终得到了长度为 456bp 的高质量三叶草斑潜蝇 *COI* 序列 2 条。经与 BOLD 系统中序号为 GBDP2617-06、GBDP4554-08、GBDP8462-10 的三叶草斑潜蝇序列比对,相似性达到 98.90%以上。

利用 DNAMAN 软件,采用 ML 法构建各条序列与 BOLD 数据库序列之间的系统发育树,分属各物种的个体聚集趋势十分显著,这表明同一物种的个体可以和其他物种的个体很好的区分开,而结果也验证了前面分子鉴定的结论。

通过分子鉴定及系统发育树的确认,引物对 LT298F24、LT740R19 为三叶草斑潜蝇特异引物对,可以比较稳定地将三叶草斑潜蝇与美洲斑潜蝇、南美斑潜蝇这两个斑潜蝇属近缘种区分开。基于 DNA 条形码技术筛选出的三叶草斑潜蝇特异引物特异性强,稳定性高,可用于三叶草斑潜蝇的快速鉴定。

(吴佳教,胡俊韬,王瑞)

◆ 主要参考文献

陈乃中.2009.中国进境植物检疫性有害生物：昆虫卷［M］.北京：中国农业出版社：454-457.

陈萍，温硕洋，曾玲.2009.PCR-RFLP用于5种斑潜蝇的诊断和鉴别［J］.植物检疫，24（5）：22-24.

陈文龙，李子忠，顾丁，等.2007.中国斑潜蝇属种类和2新纪录种记述（双翅目，潜蝇科）［J］.西南大学学报（自然科学版），29（4）：154-158.

陈小琳，汪兴鉴.2000.世界23种斑潜蝇害虫名录及分类鉴定［J］.植物检疫，14（5）：266-271.

胡俊韬，吴佳教，李志红.2012.三叶草斑潜蝇特异引物的设计与筛选［J］.植物检疫，26（3）：36-39.

汪兴鉴，黄顶成，李红梅，等.2006.三叶草斑潜蝇的入侵、鉴定及在中国适生区分析［J］.昆虫知识，43（4）：540-545.

王建富，孙瑞林，孙继明，等.2010.江苏省泰兴市首次发现三叶草斑潜蝇疫情［J］.昆虫知识，47（6）：1245-1247.

王进忠，孙淑玲，苏红田.2000.我国斑潜蝇的发生危害及其防治对策［J］.北京农学院学报，15（1）：74-75.

温硕洋，何晓芳.2003.一种适用于昆虫痕量DNA模板制备的方法［J］.昆虫知识，40（3）：110-113.

张维球，吴佳教.1997.四种多食性斑潜蝇的识别［J］.植物检疫（增），11：50-54.

周宏宇，赵飞，孔维娜.2008.分子生物学技术在斑潜蝇研究中的应用［J］.山西农业科学，36（2）：11-12.

Boahom N，李志红，吴佳教，等.2011.基于DNA条形码技术的泰国番石榴中实蝇幼虫分子鉴定研究［J］.植物检疫，25（1）：49-52.

Feng X，Chen N Z，Ma J，et al.2007.Molecular identification of *Liriomyza trifolii*（Burgess）（Diptera：Agromyzidae）base on real-time PCR［J］.Journal of Applied Entomology，131（8）：548-552.

He L，Zhang Y，Xiao N，et al.2002.*Liriomyza huidobrensis* in Yunnan，China：current distribution and genetic structure of a recently established population［J］.Entomologia Experimentalis et Applicata，102（3）：213-219.

Kox L F F，van den Beld H E，Lindhout B I，et al.2005.Identification of economically important *Liriomyza* species by PCR-RFLP analysis［J］.EPPO Bulletin，35：79-85.

Schefer S J，Wijesekam A，Visser D，et al.2001.Polymerase chain reaction-restriction fragment-length polymorphism method to distinguish *Liriomyza huidobrensis* from *L. langei*（Diptera：Agromyzidae）applied to three recent leaf miner invasions［J］.J Econ. Entomol，94（5）：1177-1182.

Schefer S J.2000.Molecular evidence of cryptic species within the *Liriomyza huidobrensis*（Diptera：Agromyzidae）［J］.J Econ. Entomol，93（4）：1146-1151.

Scheffer S J，Lewis M L，Joshi R C.2006.DNA barcoding applied to invasive leafminers（Diptera：Agromyzidae）in the Philippines［J］.Annals of the Entomological Society of America，99（2）：204-210.

Wang L，Du Y，He Y，et al.2008.Genetic variation of host population of *Liriomyza sativae* Blanchard［J］.Agricultural Science in China，7（5）：585-590.

Wang L，Lei Z，Wang H，et al.2011.The complete mitochondrial genome of the leafminer *Liriomyza trifolii*（Diptera：Agromyzidae）［J］.Molecular Biology Reports，38（2）：687-692.

第十五章
辣椒实蝇快速检测

第一节 概 述

实蝇属双翅目（Diptera）实蝇科（Tephritidae），全世界广泛分布，多发生在热带和亚热带地区，世界已知约有 500 属 4 500 种，其中约 1 500 种与各种果实有关，具有经济意义的实蝇达 250 余种。全世界备受检疫关注的实蝇主要有 5 个属，即按实蝇属（Anastrepha）、果实蝇属（Bactrocera）、小条实蝇属（Ceratitis）、寡鬃实蝇属（Dacus）和绕实蝇属（Rhagoletis）。在我国现行的进境植物检疫性有害生物名录中，检疫性实蝇包含按实蝇属、果实蝇属、小条实蝇属、寡鬃实蝇（非中国种）、绕实蝇（非中国种）、欧非枣实蝇（Carpomya incompleta）、枣实蝇（Carpomya vesuviana）、橘实锤腹实蝇（Monacrostichus citricola）、甜瓜迷实蝇（Myiopardalis pardalina）及番木瓜长尾实蝇（Toxotrypana curvicauda）等 10 个种属。辣椒实蝇〔B. latifrons（Hendel）〕又名宽额寡鬃实蝇、辣椒果实蝇，主要分布在印度、老挝、泰国、斯里兰卡、巴基斯坦、马来西亚半岛、夏威夷群岛、新加坡、越南、缅甸、文莱、我国香港和台湾，此外在我国广东和海南等地偶有监测到该虫的记录。辣椒实蝇属于多食性昆虫，寄主有辣椒及野生刺天茄等。其成虫产卵于寄主果实中，幼虫期潜居果内取食直至老熟，导致被害果霉烂，无法食用，失去经济价值。该虫一般以卵和幼虫随寄主果实或以围蛹随包装物品或寄主植物所带土壤进行远距离异地传播。近年来，随着海峡两岸果蔬贸易的快速发展，实蝇类害虫传入大陆地区的风险显著增加。

种类的准确鉴定是害虫检疫和防控的基础。传统的物种鉴定工作主要依靠形态学特征，但由于不同实蝇种类之间的形态学差别较小，仅有少数专家能够对实蝇科近缘种进行准确的区分。同时，由于口岸截获的实蝇多为非成虫，不表现种水平的区分特征，只有等培养成熟后才能被准确鉴定，极大降低了检疫工作的时效性。因此，建立针对实蝇特别是辣椒实蝇的快速鉴定方法具有重要意义。实蝇的快速鉴定方法通常是指用于实蝇种类鉴定的分子生物学方法，与传统的形态学鉴定相区别，它具有检测周期短、对样品质量和数量要求低、结果准确可靠等特点。本章在描述辣椒实蝇形态鉴定的基础上，重点阐述该虫的快速检测技术。

第二节 形态检测

辣椒实蝇的形态检测以其生物学特性为主要依据，其形态鉴定需要借助体视显微镜完成。

一、检测

（一）样品检查

检查果实表面有无产卵刻点或产卵痕迹，或果实是否有软腐的现象，必要时剖果检查是否有蛆状幼虫。如发现有软腐的果实，则应同时对果实包装物进行检查，是否藏匿有老熟幼虫或蛹。将发现的怀疑带虫的果实、幼虫（连同寄主果实）或蛹带回实验室，进一步培养观察。同时记录好采集时间、寄主、采集人和相关的溯源信息等。

（二）培养

1. 卵或幼虫培养　将带有卵或幼虫的寄主果实放在小号白瓷盘里，然后将小号白瓷盘放在装有自来水的大号白瓷盘内，再用防虫网罩盖住小号白瓷盘，罩的下方边缘浸没于大号白瓷盘内的水中，置于温度为 22～28℃，相对湿度为 50%～90% 的环境中饲养 5～10d，以获取老熟幼虫。如一次性发现多头幼虫的，可考虑留取少量个体，并浸泡于无水乙醇中，以备分子鉴定用。

2. 围蛹培养　取一盛有半干湿（含水量约 5%）洁净细沙的养虫杯，将围蛹埋入距细沙表面 3～5cm 处（若是老熟幼虫则可直接将其置于细沙表面，幼虫将钻入沙中化蛹），然后置于养虫箱中，在温度为 22～28℃，相对湿度为 50%～90% 条件下饲养，直至成虫羽化。

3. 初羽化成虫饲养　成虫羽化后，悬挂相应寄主果实切片于养虫箱内供其取食，待成虫斑纹的色泽和大小稳定后（约需 5d），收集成虫并置于冰箱冷冻层 0.5～1h 杀死。制成针插标本，以备种类鉴定。

二、鉴定

辣椒实蝇鉴定以成虫外部形态特征为主要鉴定依据，成虫以外的虫态形态特征可作为鉴定时参考。

辣椒实蝇成虫主要特征是：体、翅长 4.5～6.5mm。头部具黑色卵圆形颜面斑 1 对；额较阔，其宽度与复眼宽近等。中胸背板黑色；缝后侧黄色条两侧近平行并终于翅内鬃。肩胛、背侧胛完全黄色。小盾片黄色，基部有 1 黑色狭横带。翅前缘带褐色，于翅端明显加宽；臀条褐色，一般不伸达后缘，基前缘室和前缘室完全透明。腹部红褐色，第五背板具椭圆形暗褐色腺斑 1 对，雄虫第三背板具栉毛。雌虫产卵器基节褐色，其长度约与第五背板长相等；产卵管长约 1.7mm，末端呈三叶状，具端前短刚毛 4 对。

辣椒实蝇卵白色或乳白色，梭形，长约 1.0mm。初孵幼虫体长 1.0～2.5mm，几乎透明。二龄幼虫体长 2.5～5.5mm，乳白色（可见肠道中所含食物的颜色），体形与三龄幼虫接近。口钩还有 1 端前齿，前气门发达，后气门具 3 个气门裂，被骨化板所围绕，周围具 4 丛毛群，但每群毛数比三龄幼虫少。三龄幼虫体长 6.0～8.5mm，浅黄色，肛门隆起，延伸到侧区的腹缘下端小而尖，后端大而圆。口钩黑色，粗短而端方。前气门突起呈黄褐色，形状类似扇形，指突 15～17 个，一般 16 个。后气门微突，色比体深，呈黄褐色，两边对称，气门板新月形，每边气门板上有 3 个椭圆形裂孔，长 0.09～0.1mm，宽

0.025～0.028mm，外侧有分枝状毛群 4 丛，中间二群毛数较少，8～l4 根，两侧的二群毛较多，l6～24 根。围蛹黄褐色至深褐色，椭圆形，长 5.0～5.5mm。

第三节　快速分子检测

利用分子生物学技术进行实蝇种类鉴定，不受实蝇样品个体发育状态和环境条件的影响，对非成虫态实蝇及形态特征不完整的实蝇成虫，可直接从 DNA 上得到准确、可靠的鉴定信息。近十几年来，已有多种分子生物学技术应用于辣椒实蝇的快速鉴定。主要涉及限制性片段长度多态性（restriction fragment length polymorphism，RFLP）技术、DNA 条形码技术、特异引物 PCR 技术、实时荧光 PCR 技术以及集成流路芯片技术等。

一、PCR-RFLP 快速鉴定方法

限制性片段长度多态性（PCR-RFLP）技术，首先利用 PCR 扩增目的 DNA，再利用限制性内切酶酶切扩增产物，产生相同或不同长度的酶切片段，从而达到区分种类的目的，具有快速、经济、结果稳定可靠的优势。其主要操作步骤包括：DNA 的提取、PCR 扩增反应、酶切反应和产物检测。以我国口岸截获频率较高的辣椒实蝇、橘小实蝇、番石榴实蝇、昆士兰实蝇、南瓜实蝇、瓜实蝇和地中海实蝇等检疫性实蝇以及锈实蝇和具条实蝇等 9 种实蝇为例，简要介绍 PCR-RFLP 快速检测鉴定方法。

（一）DNA 提取

将单头供试实蝇个体（卵为 20～30 粒），放入 1.5mL 离心管中，加入一定量的提取缓冲液 A（10mmol/L pH 8.0 的 Tris-HCl，10mmol/L EDTA，60mmol/L NaCl，50％蔗糖），将样品磨碎，然后加入等体积的缓冲液 B（300mmol/L pH 8.0 的 Tris-HCl，100mmol/L EDTA，0.1 倍体积的 10％ SDS，50％蔗糖），冰浴 10min，加入等体积的苯酚，混合后离心 5min，离心条件为 4℃，14 000r/min（下同），吸出上清液，加入等体积的苯酚：氯仿：异戊醇为 25：24：1 的混合液，混合后离心 5min，吸出上清液，加入等体积的氯仿：异戊醇为 24：1 的混合液，混合后再离心 5min。吸出上清液，用 2 倍体积冷冻乙醇和 0.1 倍体积的 3mol/L 醋酸氨溶液沉淀，置于−20℃ 0.5h 以上。取出，离心 20min，弃去上清液，用 70％乙醇洗沉淀物 1 次，弃去乙醇，风干，加入 1×TE30μL，终体积 100μL，4℃下保存备用。

（二）PCR 扩增反应

1. 引物　PCR 扩增的目的片段为线粒体 DNA 上 *COII* 基因的一段序列。设计出 FFCIQ-PAF 和 FFCIQPAR、FFCIQPBF 和 FFCIQPBR2 对引物，序列分别为 FFCIQPAF：5′-ATCCAACATCGAGGTCGCAAAC-3′；FFCIQPAR：5′-GGCTGGTATGAACGGTTGGACGAG-3′；FFCIQPBF：5′-AAACTAGATACCTTTATAAAC-3′；FFCIQP BR：5′-GTAACATAGTAGATGTACCGGAA-3′。

2. 扩增体系　PCR 扩增体系包括：1.5×buffer，dNTPs（0.2mmol/L），引物（各 0.2pmol/L），Mg^{2+}（1.5mmol/L）；DNA 1μL，*Taq* 酶 1U；加入 ddH_2O 至总反应体积

达 $25\mu L$。

3. 扩增条件　94℃预变性 3min；94℃变性 45s，56℃退火 60s，72℃延伸 90s，35 个循环；72℃延伸 10min。

（三）酶切反应

所用的限制性内切酶为 MSE I 和 DRA1。反应条件为：在 $15\mu L$ 反应体系中加入 $10\mu L$ PCR 产物，3U 内切酶，$1\times$buffer，最后加水至 $15\mu L$，将上述混合液置于 37℃水浴中 2～3h。

（四）产物检测

使用 $1\times$TBE 缓冲液制作 2%～4% 的琼脂糖凝胶，取 5～$8\mu L$ PCR 扩增产物或酶切产物进行电泳检测，用 41bp ladder marker 作为标准分子量标记，在电压约为 5V/cm 的条件下电泳 1～2h，然后将凝胶置于溴化乙锭（$1\mu g/mL$）中染色 0.5h 左右，最后在凝胶成像系统（Bio-Print 型）中成像，并用 Biocapt 软件拍照分析。

（五）检测结果

用 FFCIQPA 和 FFCIQPB 2 对引物对所提取的 DNA 进行扩增，扩增产物电泳结果表明，FFCIQPA 对供试的 9 种实蝇扩增片段约为 350bp，且其间差别不大；引物 FFCIQPB 只对瓜实蝇和南瓜实蝇呈现扩增片段，其大小均约为 450bp。

用多种限制性内切酶对上述扩增产物进行酶切，结果表明，MSE I 对供试实蝇的引物 FFCIQPA 扩增产物均能酶切开，各自的酶切位点电泳图谱差异性大（表 15-1）。表 15-1 结果表明，番石榴实蝇、昆士兰实蝇、橘小实蝇和锈实蝇等 4 种实蝇可从供试的 9 种实蝇中区分开，它们各具有 3～5 个酶切位点。其他 5 种实蝇可依据酶切位点是否相同归为 2 组，即辣椒实蝇、具条实蝇及地中海实蝇为一组，瓜实蝇和南瓜实蝇为一组。

再应用 MSE I 对瓜实蝇和南瓜实蝇的引物 FFCIQPB 扩增产物进行酶切，瓜实蝇可得到 2 个酶切位点，其大小分别为 83bp 和 54bp，而南瓜实蝇则可得到 3 个酶切位点，其片段大小分别为 83bp、54bp 和 40bp。用 DRA I 对辣椒实蝇、具条实蝇和地中海实蝇的 FFCIQPA 引物扩增产物酶切，电泳结果表明，地中海实蝇没有酶切位点，而辣椒实蝇和具条实蝇均具有 3 个酶切位点，但酶切片段大小不同，可容易地将它们区分开。其中，辣椒实蝇的酶切片段大小分别为 353bp、203bp 和 134bp，具条实蝇则分别为 219bp、134bp 和 84bp。每种实蝇各自的酶切片段大小列于表 15-1 中。

表 15-1　不同限制性内切酶对供试实蝇扩增序列的酶切片断大小值（bp）

实蝇种类	内切酶（MSE I）					内切酶（DRA I）
	引物 PA				引物 PB	引物 PA
番石榴实蝇	88	81	47	31	13	
昆士兰实蝇	91	81	46	32		
橘小实蝇	91	81	46			
锈实蝇	81	52	37	20		

（续）

实蝇种类	内切酶（MSE I）						内切酶（DRA I）		
	引物 PA				引物 PB		引物 PA		
辣椒实蝇	81	68	50				353	203	134
具条实蝇	81	68	50				219	134	84
地中海实蝇	81	68	50				362		
瓜实蝇	95	82	65	50	83	54			
南瓜实蝇	95	82	65	50	83	54	40		

上述建立的 PCR-RFLP 法可用于辣椒实蝇的快速鉴定。该方法操作简单，比 RAPD-PCR 重复性好，且不受虫态差异的影响，在种类鉴定上比传统的形态分类法省时。

二、DNA 条形码鉴定法

DNA 条形码技术是指对实蝇线粒体 COI 基因上一段长度约为 658bp 的序列进行序列分析，通过计算待测实蝇样品与已知物种序列间的遗传距离差异或构建系统树，来确定样品与已知物种之间的关系，以此为基础的聚类分析的分子鉴定方法。其基本操作过程主要包括以下几个步骤：提取基因组 DNA、利用通用引物 PCR 扩增目的片断、目的片段的测序及序列分析。这里以 3 枚辣椒实蝇卵检测为例，简要介绍 DNA 条形码快速检测鉴定方法。

（一）实蝇基因组 DNA 提取

采用试剂盒法进行单枚卵 DNA 提取，所采用的试剂盒为"血液/细胞/组织基因组 DNA 提取试剂盒"[天根生化科技（北京）有限公司]，提取过程参照试剂盒的使用说明，对单枚卵进行基因组 DNA 提取时，蛋白酶 K 的用量为 $10\mu L$，最后将得到的 DNA 样品保存于 $-20℃$ 备用。

（二）PCR 扩增与检测

使用 DNA 条形码通用引物 LCO1490/HCO2198 进行 PCR 扩增。引物序列分别为 LCO1490：5′-GGTCAACAAATCATAAAGATATTGG -3′，HCO2198：5′-TAAACTT CAGGGTGACCAAAAAATCA -3′。

反应总体系为 $25\mu L$，其中包括 $2 \times Taq$ PCR MasterMix $12.5\mu L$，上、下游引物（$10\mu mol/L$）各 $1\mu L$，ddH₂O $9.5\mu L$，DNA 模板 $1\mu L$。

反应条件为 94℃ 预变性 3min，随后进入 35 个循环的 94℃ 变性 1min，50℃ 退火 1min，72℃ 延伸 1min，最后 72℃ 延伸 10min。

取 $5\mu L$ PCR 产物，在 1.5% 的琼脂糖凝胶上于 $1 \times TAE$ 缓冲液中进行电泳检测，电泳结束后，EB 染色 10min，之后在凝胶成像系统的紫外灯下观察结果。

（三）序列测定结果

将检测合格的 PCR 粗产物直接交由北京奥科鼎盛生物科技有限公司进行纯化和双向测序。测序获得的序列用 Chromas 2.33 软件查看序列峰图质量并校对，利用 DNAMAN

5.2.2.0软件对校对后的每个样品的正反向测序结果进行拼接，拼接后去除上、下游引物序列，得到每个样品对应的DNA条形码序列。

通过MEGA 5.1软件，采用基于K2P模型的NJ法，对上述所得的DNA条形码序列与所构建的我国检疫性实蝇DNA条形码库中所有单倍型序列构建系统发育树，用自展法检验进化树各分支的可信度，重复检测1 000次，其他参数使用默认值，以确定非成虫态实蝇样品种类。

结果显示由广东检验检疫技术中心国家实蝇检疫重点实验室饲养的3枚辣椒实蝇卵均与我国检疫性实蝇DNA条形码库中的辣椒实蝇处于同一分支下，鉴定结果同为辣椒实蝇，说明DNA条形码技术可成功应用于实蝇卵的分子鉴定（图15-1）。

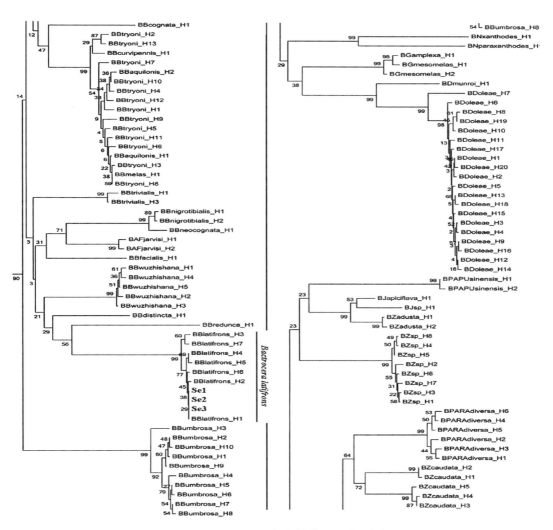

图15-1　MEGA 5.1软件构建的系统发育树

三、特异引物 PCR 法

基于种特异引物的常规 PCR（species-specific PCR，SS-PCR）技术，需在引物设计时充分考虑引物的种特异性，用种特异性引物来扩增未知种模板 DNA，通过电泳检测目标片段的有无，鉴别目标种与其他物种。

（一）特异引物设计及筛选

1. 特异引物的设计 特异引物设计的步骤为：第一，通过 NCBI 或 BOLD 数据库查找物种的同源序列，获得辣椒实蝇及其近似种的目的基因片段序列；第二，对获得的序列利用 Bioedit、DNAMAN 等软件进行比对，获得辣椒实蝇的特异性位点，作为特异引物设计的依据；第三，根据种特异性位点，进行引物设计，再利用 Oligo 软件对特异引物进行评价，最终设计出合适的特异引物对。

2. 引物的种特异性和灵敏度验证 筛选原则为特异引物在一定的 PCR 反应体系和条件下，通过琼脂糖凝胶电泳检测，目标实蝇物种产生阳性条带，而其他种类均无扩增条带出现，即该引物对能特异性地鉴定该物种。选用除辣椒实蝇以外的其他已知种类的实蝇作为阴性对照，辣椒实蝇为阳性对照，验证设计特异引物对的种特异性。

利用紫外分光光度计测试提取的辣椒实蝇 DNA 模板的浓度。将辣椒实蝇 DNA 模板进行梯度稀释，然后使用种特异性引物对稀释后的目标实蝇物种模板 DNA 进行 PCR 扩增，ddH$_2$O 作为阴性对照，来验证该检测方法的灵敏度。

（二）操作实例

1. 同属间的测试 选择番石榴实蝇、橘小实蝇和颜带实蝇等 10 种实蝇作为阴性对照，以辣椒实蝇种特异性引物对 FL680 和 RL1057 检测辣椒实蝇为例，介绍特异引物 PCR 快速鉴定方法。

（1）特异性引物。基于 mt DNA 中 *COI* 基因的一段序列，设计筛选出辣椒实蝇的种特异引物对 FL680 和 RL1057，序列分别为 FL680：5′-TTTGGGCACCCAGAAGTCTACATT-3′和 RL1057：5′-TACAGACGAGTTAGCGAGAACA-3′。

（2）DNA 的提取。采用 OMEGA E. Z. N. A.™ Insect DNA Kit 试剂盒法提取 DNA。在供试的实蝇中取整头成虫，或是成虫身体部分（如足 1 条或翅 1 片），或是蛹、幼虫，置于 2 mL 离心管中，加入适量液氮充分研磨，然后根据试剂盒的说明书操作步骤进行，最后将得到的 DNA 样品保存于−20℃备用。

（3）PCR 扩增体系与扩增结果。PCR 反应的总体积为 25μL。反应体系包含：12.5μL 2×Easy *Taq* PCR SuperMix，上、下游引物各 1μL，DNA 模板 2μL，加 ddH$_2$O 至总体积 25μL。反应条件为 94℃ 5min；94℃ 40s，55℃ 30s，72℃ 1min，25 个循环；最后 72℃延伸 8min。分别提取 5μL PCR 产物在含 DNA 染色剂的 1.5％琼脂糖凝胶多功能电泳仪上电泳 30min（120V），PCR 产物经凝胶成像分析仪检测，结果表明，包括来自泰国、老挝、马来西亚、印度和日本等不同地理种群的辣椒实蝇均能扩增出大小约为 378bp 的特异扩增片段，而橘小实蝇、颜带实蝇、番石榴实蝇、瑞丽果实蝇、锈实蝇、瑞丽果实蝇、杨桃实蝇、普通果实蝇、瓜实蝇、南瓜实蝇和具体实蝇等 10 种阴性对照均未得到扩增片段。说明辣椒实蝇特异引物对 FL680 和 RL1057 能够将不同地理种群的辣椒实蝇与其他 10 种果实蝇进行准确区分。

2. 多属间的测试 选择了番石榴实蝇、橘小实蝇和颜带实蝇等 6 属 35 种实蝇作为阴性对照，以辣椒实蝇种特异性引物对 BBLF239-262/BBLR427-450 检测辣椒实蝇为例，介绍特异引物 PCR 快速鉴定方法。

（1）特异性引物。基于 mt DNA 中 *COI* 基因的一段序列，设计筛选出辣椒实蝇的种特异引物对 BBLF239-262/BBLR427-450，序列分别为 BBLF239-262：5′-CGAATAAACAATATAAGATTTTGG-3′，BBLR427-450：5′-GTGATGAAGTTAACTGCTCCTAAG-3′。

（2）DNA 的提取。采用试剂盒法进行实蝇基因组 DNA 提取，大部分样品取单足进行提取，少数样品为单头提取。所采用的试剂盒为"液/细胞/组织基因组 DNA 提取试剂盒"［天根生化科技（北京）有限公司］，提取过程参照试剂盒的使用说明。最后将得到的 DNA 样品保存于−20℃备用。

（3）PCR 扩增及检测。利用已筛选出的辣椒实蝇种特异性引物对，按照两步法常规 PCR 鉴定技术体系，对提取的 35 种实蝇的 DNA 进行 PCR 扩增。特异引物对的反应总体系为 $25\mu L$，其中包括 $2\times Taq$ PCR MasterMix $12.5\mu L$，上、下游引物（$10\mu mol/L$）各 $0.5\mu L$，ddH_2O $10.5\mu L$，DNA 模板 $1\mu L$。反应条件为 95℃预变性 3min，随后进入 30 个循环的 95℃变性 15s 和 60℃退火延伸 1min，最后 60℃延伸 1min。取 $5\mu L$ PCR 产物，在 2%的琼脂糖凝胶上于 1×TAE 缓冲液中进行电泳检测（120V，30min），D2000 marker 作为 DNA 分子量标准对照。电泳结束后，EB 染色 10min，之后在凝胶成像系统的紫外灯下观察结果。

将辣椒实蝇 DNA 分别稀释为 $100ng/\mu L$、$10ng/\mu L$、$1ng/\mu L$、$0.1ng/\mu L$、$0.01ng/\mu L$ 和 $0.001ng/\mu L$，按照上述的常规 PCR 反应条件，用筛选出的种特异性引物对稀释后的辣椒实蝇模板 DNA 进行扩增，ddH_2O 作为阴性对照，经三次重复实验最终确定辣椒实蝇引物对检测辣椒实蝇的灵敏度。

（4）检测结果。PCR 产物经凝胶成像分析检测显示，只有辣椒实蝇样品有特异性扩增片段，扩增片段长度为 212bp，其他 34 种实蝇和 ddH_2O 均无扩增片段，同时，对扩增序列 BLAST 比对结果表明，该目标片段属于辣椒实蝇。供试的 34 种实蝇包括，墨西哥按实蝇、西印度按实蝇、蒲桃果实蝇、番石榴果实蝇、杨桃果实蝇、橘小实蝇、入侵果实蝇、木瓜果实蝇、辣椒果实蝇、锈红果实蝇、昆士兰果实蝇、短尾果实蝇、面包果实蝇、桃果实蝇、油橄榄果实蝇、橘大实蝇、蜜柑大实蝇、葫瓜实蝇、两带果实蝇、瓜实蝇、宽带果实蝇、南亚果实蝇、枣实蝇、地中海实蝇、芒果小条实蝇、纳塔耳小条实蝇、葫芦寡鬃实蝇、樱桃绕实蝇、苹绕实蝇、五指山果实蝇、异颜果实蝇、何氏华实蝇、深黑颜果实蝇、中达果实蝇和 *D. eclipsis*。

此外，上述辣椒实蝇引物对常规 PCR 灵敏度检测结果显示，当模板浓度达 $1ng/\mu L$ 时，即可产生明亮的扩增条带。

四、实时荧光 PCR 法

基于种特异性引物和荧光染料/探针的实时荧光 PCR 鉴定技术的基本原理同 SS-PCR，需用特异性强的引物和（或）探针来扩增未知种模板 DNA，通过直接观察扩增曲线的有无，即可鉴别目标种与其他物种。荧光基团包括荧光染料和荧光探针两大类。荧光染料在游离状态下不发出任何荧光信号，通过特异性掺入双链 DNA，发出荧光信号，使荧光信号的积累与PCR产物的增加完全同步；荧光探针是分别在探针序列的5′端标记一个荧光报告基团和3′端标记一个淬灭基团，在探针完整时，5′端报告基团所发出的荧光可被3′端的淬灭基团吸收或抑制，在PCR反应过程中，当探针可与模板DNA特异性结合时，在延伸阶段Taq DNA聚合酶的5′-3′外切酶活性将探针酶切降解，使报告基团与淬灭基团分离，荧光监测系统便可检测到荧光信号。这里以辣椒实蝇的快速鉴定为例，介绍SYBR Green实时荧光PCR方法。

（一）同属间的检测

1. 引物设计　以辣椒实蝇线粒体DNA（mtDNA）中COI基因部分序列（GenBank序列号：AF423103）为目标序列，借助MegAlign软件（DNASTAR公司，美国）中CLUSTAL方法，与果实蝇属（Bactrocera）其他种类的COI基因序列进行比对分析，人工设计引物，引物用DNAsis软件（V.2.5）检查引物错配、二聚体和发夹结构，并用GenBank中提供的Blast程序检查同源序列。筛选出能特异鉴定辣椒实蝇种类的1对引物lati1/lati2，序列分别为lati1：5′-TCGTCTGTAGATATTATCCTCCA；C-3′和lati2：5′-CACTTGTCGCTGAGTAAGTAG-3′。

2. DNA提取　实蝇基因组DNA采用昆虫基因组DNA提纯试剂盒（深圳市基因谷公司生产）提取。

3. SYBR Green实时荧光PCR　SYBR Green实时荧光PCR扩增反应在ABI 7700 PCR仪的96孔板上进行，PCR反应总体为20μL，其中10μL 2×SYBR Green Master Mix，上、下游引物（10 pmol）各0.5μL，模板DNA 1μL（≈20ng），去离子水8μL。扩增条件：50℃，2min；95℃，10min；95℃，15s；60℃，1min；40个循环。辣椒实蝇、橘小实蝇、木瓜实蝇、杨桃实蝇、菲律宾实蝇、芒果实蝇、番石榴实蝇、瓜实蝇和南瓜实蝇等口岸检疫中截获概率最高的9种果实蝇用来验证引物lati1/lati2的特异性。为确定SYBR Green实时荧光PCR反应的检测限度，以0.01ng、0.1ng、1ng、10ng、20ng、40ng、100ng等7个不同的浓度系列的辣椒实蝇成虫DNA作为模板进行试验；同时分别以辣椒实蝇的幼虫、蛹和成虫DNA作为模板来验证SYBR Green实时荧光PCR的稳定性，所有PCR扩增反应用水作为空白对照。

4. 检测结果　SYBR Green实时荧光PCR反应扩增曲线显示供试的9种果实蝇样品随反应循环数的增加，荧光值的变化关系是：PCR反应开始之初，SYBR GreenI荧光染料信号很弱，ΔRn未超过仪器设定的基值，所有样品的图形十分一致；到20个循环以后，荧光信号出现分化，辣椒实蝇样品出现荧光信号的强烈增加，扩增曲线到达指数增长期，CT值为22，说明辣椒实蝇产生了特异性反应，PCR产物开始急剧增加，而其他实蝇样品和空白对照水没有特异性PCR扩增。实时荧光PCR反应的产物熔解曲线分析结果显示，所有样品中只有辣椒实蝇样品出现产物峰（Tm＝77.6℃）。同时，PCR产物的琼脂糖凝胶电泳结果进一步验证了PCR反应的特异性，在366bp处辣椒实蝇样品有一条扩增电泳带，而其它8种实蝇样品和对照水则没有出现相应的扩增带。

灵敏度检测结果显示，所有辣椒实蝇样品均扩增，CT值与DNA模板浓度有关，模板浓度为0.01ng、0.1ng、1ng、10ng、20ng、40ng和100ng时，CT值分别为31.4、28.55、24.86、23.4、21.9、22.4和28.3。在20μL反应体系下，SYBR Green实时荧光

PCR 的检测限度可达 10pg 以下，模板 DNA 最适浓度为 1～20ng。所有扩增的 PCR 产物均在预期的熔点处有相同的熔解曲线峰。

SYBR Green 实时荧光 PCR 的可靠性检测结果显示，辣椒实蝇的幼虫、蛹和成虫均能扩增，3 种虫态的 CT 值分别是 21.8、22.7 和 24.3，而阴性对照没有扩增反应。辣椒实蝇成虫、幼虫和蛹的熔解曲线完全一致，均只有单一产物峰，熔点分别为 77.6℃、77.6℃和 77.5℃，平均 77.5℃±0.1℃。上述结果说明了在以成虫 DNA 为模板基础上建立的 SYBR Green 实时荧光 PCR 方法同样适用于幼虫、蛹等未成熟虫态的种类鉴定。

（二）多属间的检测

1. 引物与探针设计　以辣椒实蝇线粒体 DNA（mtDNA）中 *COI* 基因部分序列为基础，筛选出种特异性引物对（BBLF239-262/BBLR427-450），引物的序列分别为 5′-CGAATAAACAATATAAGATTTTGG -3′ 和 5′-GTGATGAAGTTAACTGCTCCTAAG -3′。依此进行辣椒实蝇特异性 TaqMan-MGB 探针设计。设计出辣椒实蝇 TaqMan-MGB 探针 BBLP313-328，其序列为 5′-TGGAGCTGGTACAGGC-3′。

2. PCR 扩增体系　用于探针筛选的实时荧光 PCR 反应总体系为 20μL，其中包括 2× Premix Ex *Taq* 10μL，上、下游引物及探针（10μmol/L）各 0.4μL，50 × *ROX* Ⅱ 0.2μL，ddH₂O 7.6μL，DNA 模板 1μL。反应条件为 95℃预变性 30s，35 个循环的 95℃ 变性 5s，60℃退火延伸 34s，最后 60℃延伸 1min。

3. SYBR Green 实时荧光 PCR　利用本研究自行设计的 TaqMan-MGB 探针 BBLP313-328 和引物对 BBLF239-262/BBLR427-450 组合，对 6 属 35 种实蝇的所有地理种群不同单倍型的基因组 DNA 进行实时荧光 PCR 扩增，扩增曲线（图 15-2A）显示只有辣椒实蝇的两个地理种群样品有特异性扩增，CT 值为 18.2，即从第 18 个循环开始荧光信号以指数形式增长，而其他 34 种实蝇和 ddH₂O 在第 30 个循环反应之前均无荧光增长信号，说明该探针和引物组合只对辣椒实蝇有种的特异性。

辣椒实蝇特异性探针 BBLP313-328 和引物对 BBLF239-262/BBLR427-450 组合实时荧光 PCR 灵敏度检测结果如图 15-2B 所示，当模板浓度分别为 100ng/μL、10ng/μL、1ng/μL、0.1ng/μL、0.01ng/μL 和 0.001ng/μL 时，CT 值分别为 16.8、20.2、24.4、27.7、30.9 和 31.3，即当模板 DNA 浓度≥0.1ng/μL 时，可产生特异性荧光增长信号。

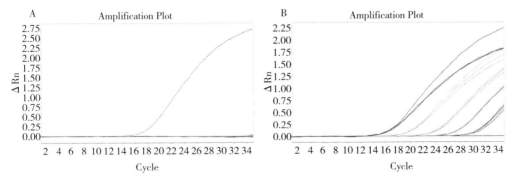

图 15-2　辣椒实蝇探针和引物实时荧光 PCR 检测结果
A. 特异性检测结果　B. 灵敏度检测结果

五、集成流路芯片法

集成流路（integrated fluidic circuit，IFC）芯片是一种利用具有高弹性的聚二甲基硅氧烷（polydimethylsiloxane，PDMS）材料，采用多层软刻蚀（multilayer soft lithography，MSL）技术在芯片上设计并加工成高密度的微泵微阀结构，通过控制微泵微阀的关闭和开启，快速准确地将反应液分成若干独立的纳升量级反应单元，实现多步平行进行的通量高、体积小的 PCR 反应平台。

这种以高分子硅橡胶为材料基础的纳升量级微流控生物芯片是 Unger 等人于 2000 年提出的，与其他生物芯片相比，该技术利用专门设计的流路和阀门，通过计算机控制，在

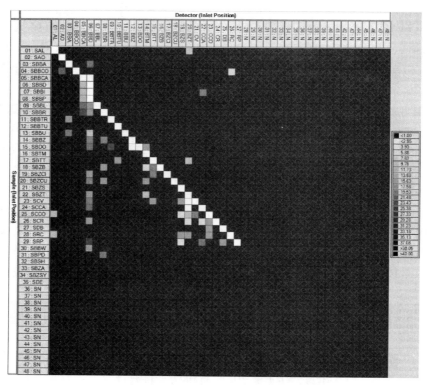

图 15-3　27 种实蝇引物和探针组合集成流路芯片特异性检测结果

注：Detector 01～27 分别为：墨西哥按实蝇引物和探针、西印度按实蝇引物和探针、蒲桃果实蝇引物和探针、番石榴果实蝇引物和探针、杨桃果实蝇引物和探针、橘小实蝇引物和探针、辣椒果实蝇引物和探针、锈红果实蝇引物和探针、昆士兰果实蝇引物和探针、短尾果实蝇引物和探针、面包果实蝇引物和探针、桃果实蝇引物和探针、油橄榄果实蝇引物和探针、橘大实蝇引物和探针、蜜柑大实蝇引物和探针、葫瓜实蝇引物和探针、两带果实蝇引物和探针、瓜实蝇引物和探针、宽带果实蝇引物和探针、南亚果实蝇引物和探针、枣实蝇引物和探针、地中海实蝇引物和探针、芒果小条实蝇引物和探针、纳塔耳小条实蝇引物和探针、葫芦寡鬃实蝇引物和探针、樱桃绕实蝇引物和探针、苹绕实蝇引物和探针；Detector 28～48 均为 ddH$_2$O；Sample 01～35 分别为：墨西哥按实蝇、西印度按实蝇、蒲桃果实蝇、番石榴果实蝇、杨桃果实蝇、橘小实蝇、入侵果实蝇、木瓜果实蝇、辣椒果实蝇、锈红果实蝇、昆士兰果实蝇、短尾果实蝇、面包果实蝇、桃果实蝇、油橄榄果实蝇、橘大实蝇、蜜柑大实蝇、葫瓜实蝇、两带果实蝇、瓜实蝇、宽带果实蝇、南亚果实蝇、枣实蝇、地中海实蝇、芒果小条实蝇、纳塔耳小条实蝇、葫芦寡鬃实蝇、樱桃绕实蝇、苹绕实蝇、五指山果实蝇、异颜果实蝇、何氏华实蝇、深黑颜果实蝇、中达果实蝇、*D. eclipsis*；Sample 36～48 均为 ddH$_2$O。

芯片上自动完成生物样品和反应试剂的分液，极大简化了移液操作，又可防止污染的发生；其纳升量级的反应体系为高通量的检测分析节约了大量成本；同时，由于可检测单拷贝的 DNA 分子，从根本上提高了检测的灵敏度和准确度。

　　以我国主要检疫性实蝇为例，姜帆（2015）设计并筛选出种特异性引物和探针组合，建立了基于集成流路芯片技术的我国检疫性实蝇集成流路芯片鉴定技术。其中，涉及的检疫性实蝇类害虫包括：墨西哥按实蝇、西印度按实蝇、蒲桃果实蝇、番石榴果实蝇、杨桃果实蝇、橘小实蝇、辣椒果实蝇、锈红果实蝇、昆士兰果实蝇、短尾果实蝇、面包果实蝇、桃果实蝇、油橄榄果实蝇、橘大实蝇、蜜柑大实蝇、葫瓜实蝇、两带果实蝇、瓜实蝇、宽带果实蝇、南亚果实蝇、枣实蝇、地中海实蝇、芒果小条实蝇、纳塔耳小条实蝇、葫芦寡鬃实蝇、樱桃绕实蝇和苹绕实蝇等 27 种。反应体系为：正反向引物（100μmol/L）各 0.45μL，Taqman-MGB Probe（10μmol/L）1μL，2×Assay Loading Reagent 2.5μL，50×ROX Reference Dye II 0.25μL，ddH$_2$O 0.35μL，总体积是 5μL。样品组合是：2×Premix Ex *Taq* 2.5μL，20×GE Sample Loading Reagent 0.25μL，DNA（50ng/μL）2.25μL，总体积是 5μL。反应条件是：95℃变性 30s，95℃变性 5s，60℃退火延伸 34s，40 个循环，最后 60℃延伸 1min。反应结束后，通过直接查看 Heat Map 即可判断结果，设定 CT≤20.0 为阳性扩增。

　　在所建立的我国检疫性实蝇集成流路芯片鉴定技术下，除橘小实蝇的引物和探针组合不能将其与杨桃果实蝇区分开外，其他 26 种我国主要检疫性实蝇种特异引物和探针组合均具有良好的特异性，符合每个引物和探针组合仅在与其对应的目标实蝇物种的微反应室内产生阳性荧光信号，即 CT≤20.0 的阳性扩增，而其他微反应室均无荧光信号产生或发生 CT>20.0 非阳性扩增的原则（图 15-3）。由于 48×48 动态芯片每次最多可进行 48（引物探针组合）×48（样本）个实时荧光 PCR 反应，因此，应用 27 种我国主要检疫性实蝇种特异性引物和探针组合，只需一次实验即可实现 27 种我国主要检疫性实蝇的快速鉴定。

（吴佳教，姜帆）

◆ 主要参考文献

陈志麟. 1997. 辣椒实蝇幼虫的形态描述［J］. 应用昆虫学报，34（5）：302-303.

邓中平. 2004. 检疫性实蝇 mtDNA 种特异引物 PCR 鉴定技术的研究［D］. 广州：中山大学.

黄振，陈韶萍，谢婧，等. 2015. 应用种特异性 PCR 技术快速鉴定辣椒实蝇［J］. 昆虫学报，58（4）：460-466.

姜帆. 2015. 我国检疫性实蝇分子鉴定技术体系的研究［D］. 北京：中国农业大学.

李志红，姜帆，马兴莉，等. 2013. 实蝇科害虫入侵防控技术研究进展［J］. 植物检疫，27（2）：1-10.

吴佳教，胡学难，赵菊鹏，等. 2005. 9 种检疫性实蝇 PCR-RFLP 快速鉴定研究［J］. 植物检疫，19（1）：2-6.

吴佳教，梁帆，梁广勤. 2009. 实蝇类重要害虫鉴定图册［M］. 广东：广东科学技术出版社：1-226.

余道坚，章桂明，陈志粦，等. 2006. SYBR Green 实时荧光 PCR 快速鉴定辣椒实蝇［J］. 植物检疫，20（1）：10-14.

Armstrong K F, Cameron C M, Frampton E R. 1997. Fruit fly（Diptera；Tephritidae）species identification: a rapid molecular diagnostic technique for quarantine application [J] . Bulletin of Entomological Research, 87: 111-118.

Unger M A, Chou H P, Thorsen T, et al. 2000. Monolithic microfabricated valves and pumps by multilayer soft lithography [J] . Science, 288: 113-116.

White I M, Elson-Harris M M. 1992. Fruit flies of economic significance: their identification and bionomics [M] . Wallingford: CAB International: 1-601.

附录 1:
入境台湾果蔬主要病虫快速检测试剂盒简介

香蕉枯萎病菌快速检测试剂盒简介

● **产品说明**

  本试剂盒适用于对带香蕉枯萎病菌的植物组织和土壤进行 PCR 检测。本试剂盒快速提取植物组织和土壤中的病原菌 DNA，然后用普通 PCR（或巢式 PCR）反应进行扩增检测。本试剂盒使用方便、快捷。

● **试剂盒组成**

产品组成（200 次包装）

编号	产品组成及浓度	体积	用途
	10×PCR 反应缓冲液	500μL	
	MgCl$_2$（5mmol/L）	400μL	
2×*Taq* master PCR mix	dNTPs（10mmol/L each）	50μL	PCR 扩增
	Taq 酶（5U/μL）	200μL	
	ddH$_2$O	8 850μL	
Primer F1	上游引物（巢式 PCR）	250μL	PCR 扩增
Primer R1	下游引物（巢式 PCR）	250μL	
Primer F2	上游引物（巢式 PCR）	250μL	巢式 PCR
Primer R2	下游引物（巢式 PCR）	250μL	
Control DNA	对照 DNA	250μL	阳性对照
ddH$_2$O	双纯水	10mL	水补足所需要的体积
DMSO	二甲基亚砜	10mL	增加特异性
产品使用说明书		一份	使用说明

● **操作步骤**

  1. DNA 提取

  按常规方法提取植物组织中的病原菌 DNA 或土壤中的病原菌 DNA。

  2. PCR 反应

  根据下表配制反应液：

2×*Taq* master PCR mix	12.5μL
Primer F1	1μL
Primer R1	1μL
DNA 模板	10ng（或 1μL）
DMSO	0.2μL
ddH$_2$O	补齐至 25.0μL

3. PCR 程序

94℃预变性 3min，94℃变性 30s，58℃（巢式 PCR 为 60℃）退火 30s，72℃延伸 30s，35 个循环，72℃延伸 10min。

4. 所得产物可直接用于普通琼脂糖凝胶电泳观察检测结果或冻存于－20℃保存备用。

5. 如果步骤 4 中没有观测到特异的 DNA 条带，则进行巢式 PCR 操作。

根据下表配制反应液：

2×*Taq* master PCR mix	12.5μL
Primer F2	1μL
Primer R2	1μL
DNA 模板	10ng（或 1μL）
DMSO	0.2μL
ddH$_2$O	补齐至 25.0μL

巢式 PCR 程序如步骤 3。

6. 步骤 5 所得产物可直接用于普通琼脂糖凝胶电泳观察检测结果。

● **注意事项**

1. 开始检测前请仔细阅读本说明书全文。

2. 试剂盒组成中的试剂使用前应充分融化并混匀。

3. PCR mix、引物等避免反复冻融。

4. －20℃冻存，有效期 12 个月。

番石榴焦腐病菌快速检测试剂盒简介

● 产品说明

本试剂盒适用于对番石榴焦腐病菌的植物组织和土壤进行 PCR 检测。本试剂盒用快速提取植物组织和土壤中病原菌 DNA，然后用普通 PCR 反应进行扩增检测。本试剂盒使用方便、快捷。

● 试剂盒组成

产品组成（200 次包装）

编号	产品组成及浓度	体积	用途
	$10\times$PCR 反应缓冲液	$500\mu L$	
	$MgCl_2$（5mmol/L）	$400\mu L$	
$2\times Taq$ master PCR mix	dNTPs（10mmol/L each）	$50\mu L$	PCR 扩增
	Taq 酶（5U/μL）	$200\mu L$	
	ddH_2O	$8\,850\mu L$	
Primer F1	上游引物（巢式 PCR）	$250\mu L$	PCR 扩增
Primer R1	下游引物（巢式 PCR）	$250\mu L$	
Primer F2	上游引物（巢式 PCR）	$250\mu L$	巢式 PCR
Primer R2	下游引物（巢式 PCR）	$250\mu L$	
Control DNA	对照 DNA	$250\mu L$	阳性对照
ddH_2O	双纯水	10mL	水补足所需要的体积
DMSO	二甲基亚砜	10mL	增加特异性
产品使用说明书		一份	使用说明

● 操作步骤

1. DNA 提取

按常规方法提取植物组织中的病原菌 DNA 或土壤中的病原菌 DNA。

2. PCR 反应

根据下表配制反应液：

$2\times Taq$ master PCR mix	$12.5\mu L$
Primer F1	$1\mu L$
Primer R1	$1\mu L$
DNA 模板	10ng（或 $1\mu L$）
DMSO	$0.2\mu L$
ddH_2O	补齐至 $25.0\mu L$

3. PCR 程序

94℃预变性 3min，94℃变性 30s，60℃退火 30s，72℃延伸 30s，35 个循环，72℃延

伸 10min。

4. 所得产物可直接用于普通琼脂糖凝胶电泳观察检测结果或冻存于 −20℃ 保存备用。

5. 如果步骤 4 中没有观测到特异的 DNA 条带，则进行巢式 PCR 操作。

根据下表配制反应液：

$2 \times Taq$ master PCR mix	$12.5\mu L$
Primer F2	$1\mu L$
Primer R2	$1\mu L$
DNA 模板	10ng（或 $1\mu L$）
DMSO	$0.2\mu L$
ddH_2O	补齐至 $25.0\mu L$

巢式 PCR 程序如步骤 3。

6. 步骤 5 所得产物可直接用于普通琼脂糖凝胶电泳观察检测结果。

● **注意事项**

1. 开始检测前请仔细阅读本说明书全文。

2. 试剂盒组成中的试剂使用前应充分融化并混匀。

3. PCR mix、引物等避免反复冻融。

4. −20℃ 冻存，有效期 12 个月。

辣椒疫霉 PCR 快速检测试剂盒简介

● **产品说明**

本试剂盒适用于对辣椒疫霉菌进行 LAMP 检测。本试剂盒用快速提取辣椒疫霉菌 DNA，然后用 LAMP 反应进行扩增检测。本试剂盒使用方便、快捷，可用于辣椒疫霉菌检测等分子生物实验。

● **试剂盒组成**

产品组成（40 次包装）

产品组成		体积	用途
检测溶液	1×LAMP 缓冲液	1mL	LAMP 检测
阳性对照	辣椒疫霉 DNA	100μL	对照
阴性对照	超纯水	1mL	
产品说明书		一份	使用说明

● **操作步骤**

1. 实验前准备及标本的前处理

（1）准备 65℃水浴。

（2）从低温冰箱中取出采集的辣椒疫霉病组织及土样。

2. DNA 提取

发病植物组织采用 NaOH 快速裂解法提取辣椒疫霉 DNA。具体过程如下：

（1）将辣椒病叶或病茎洗净、晾干，剪取发病部位。

（2）按 1mg 病叶加入 10μL（0.5mol/L NaOH，0.5％PVP）计量，将组织充分磨碎成糊，在 12 000g 离心机中离心 5min。

（3）取上清 20μL 与等体积的 0.1mol/L Tris-HCl（pH 8.0）混合。

（4）稀释 10 倍、100 倍、1 000 倍，分别取 1μL 原液、10 倍液、100 倍液、1 000 倍液作为 PCR 模板进行扩增。

发病土壤采用土壤 DNA 提取法提取辣椒疫霉 DNA。具体方法如下：

（1）取过筛的土壤冷冻抽干 24～48h 后加少量石英砂，倒入液氮充分研磨，将研磨后的土壤细粉分装至 1.5mL 离心管中，每管加入 500μL 0.4％脱脂奶粉溶液，涡旋混匀，12 000r/min 离心 15min。

（2）取上清加入等体积的蛋白酶 K 缓冲液，加终浓度为 10μg/mL 的蛋白酶 K，55℃水浴 1～3h。水浴结束后，加入 1/2 体积的 7.5mol/L NH₄AC 溶液，上下颠倒混匀。12 000r/min 离心 15min。

（3）吸上清加 2 倍体积无水乙醇－20℃沉淀(沉淀时间 1.5h)。沉淀结束后，12 000r/min 离心 15min。用 70％乙醇洗涤沉淀后倾去，室温晾干。

（4）每份样品所提 DNA 用 10μL TE（或无菌超纯水）溶解，－20℃保存备用。

3. LAMP 反应

①LAMP 反应体系 $25\mu L$：包含 F3 与 B3 各 $0.25\mu mol/L$，FIP 与 BIP 各 $1.6\mu mol/L$，20mmol/L Tris-HCl，10mmol/L $(NH_4)_2SO_4$，10mmol/L KCl，8mmol/L $MgSO_4$，0.1% Tween-20，0.8mol/L Betaine，1.4mmol/L dNTPs，8U *Bst* DNA 聚合酶大片段，25ng DNA 模板，不足部分用无菌双蒸水补足；LAMP 反应条件为在 64℃温育 60min，80℃保温 10min。

②在 LAMP 反应的最终扩增产物中加入 $1\mu L$ 显色剂，所述显色剂为 $50\mu mol/L$ Calcein-$500\mu mol/L$ $MnCl_2$，显色结果观察到绿色荧光判断为阳性，橙色判断为阴性。或取 $2\mu L$ 扩增产物用 2% 琼脂糖凝胶电泳检测，如果出现 LAMP 特征性的梯形带判断为阳性，没有出现扩增条带判断为阴性。

● 注意事项

1. 开始检测前请仔细阅读本说明书全文。
2. 本试剂盒不包含检测过程中所需要的常规试剂，如超纯水、酒精、氯仿等。
3. 试剂盒组成中的试剂使用前应充分融化并混匀。
4. PCR 反应溶液、引物等避免反复冻融。
5. −20℃冻存，有效期 6 个月。

西瓜细菌性果斑病菌快速分子检测试剂盒简介

- **产品说明**

    本试剂盒适用于病残体、植株组织和西瓜种子中西瓜细菌性果斑病菌的快速检测和鉴定，适合于农业技术人员、农业科学研究人员检测西瓜细菌性果斑病菌，具有可靠、快速、灵敏的特点。

- **试剂盒组成**

西瓜细菌性果斑病菌的快速分子检测试剂盒成分

管号	名称	浓度
1	超纯水 ddH_2O	≥99%
2	PCR 缓冲液	10×
3	$MgCl_2$	5mmol/L
4	dNTPs	2.5mmol/L
5	Taq 聚合酶	5U/μL
6	阳性对照 DNA	100ng/μL
7	上游引物 TIF2	10μmol/L

- **检测步骤**

    1. 从西瓜发病植株或种子中提取 DNA

    取西瓜种子 20～100 粒，放入灭菌的研钵，加入无菌水 10～30mL 进行研磨，研磨液静置 10min，取上清用双层擦镜纸过滤，滤液于12 000g 离心 30s，沉淀加入 1mL 无菌水重悬并用 45μm 细菌过滤器过滤，取下滤膜用 1mL 无菌水冲洗，洗液12 000g 离心 30s，沉淀加 20μL 的 TE 缓冲液，沸水浴10min，12 000g 离心 2min，取上清 1μL 作为 PCR 扩增的模板。

    取 200mg 病叶片或果组织，加 2mL 0.5mol/L NaOH 研磨；取 5μL 研磨液加入到 495μL 浓度为 0.1mol/L 的 Tris-HCl，pH 为 8.0 的缓冲液中，12 000r/min 离心 3min，取上清液即可用于 PCR 反应。

    2. PCR 扩增

    反应体系（25μL）：

10×PCR buffer	2.5μL
$MgCl_2$（25mmol/L）	2.0μL
dNTPs（2.5mmol/L）	2.0μL
Primer 1（10μmol/L）	0.2μL
Primer 2（10μmol/L）	0.2μL
Taq Polymerase	0.2μL
Template DNA（25ng/μL）	1.0μL
ddH_2O	补齐至 25.0μL

　　PCR 扩增程序为 94℃预变性 4min；94℃变性 35s，65℃退火 35s，72℃延伸 35s，循环 30 次；最后 72℃延伸 5min。

3. 然后将 3～8μL PCR 产物用浓度 1.2%的琼脂糖电泳分离，经溴化乙锭染色后于紫外灯下根据扩增产物的大小判定结果。

4. 如果能特异性地扩增出 462bp 的产物，即可判断所述的样品中存在西瓜细菌性果斑病菌；否则所述的植株组织或土壤样品中不存在西瓜细菌性果斑病菌。

● **注意事项**

　　1. 开始检测前请仔细阅读本说明书全文。

　　2. 本试剂盒不包含检测过程中所需要的常规试剂，如 TE 溶液、NaOH 溶液、Tris-HCl 溶液、酒精、氯仿等。

　　3. 试剂盒组成中的试剂使用前应充分融化并混匀。

　　4. PCR 反应溶液、引物等避免反复冻融。

　　5. －20℃冻存，有效期 6 个月。

杨桃细菌性斑点病菌快速检测试剂盒简介

● **产品说明**

本试剂盒适用于对带杨桃细菌性斑点病菌的植物组织和土壤进行 PCR 检测。本试剂盒快速提取植物组织和土壤中的病原菌 DNA，然后用普通 PCR 反应进行扩增检测。本试剂盒使用方便、快捷。

● **试剂盒组成**

产品组成（200 次包装）

编号	产品组成及浓度	体积	用途
2×*Taq* master PCR mix	10×PCR 反应缓冲液	500μL	PCR 扩增
	MgCl$_2$（5mmol/L）	400μL	
	dNTPs（10mmol/L each）	50μL	
	Taq 酶（5U/μL）	200μL	
	ddH$_2$O	8 850μL	
Primer F1	上游引物（巢式 PCR）	250μL	PCR 扩增
Primer R1	下游引物（巢式 PCR）	250μL	
Primer F2	上游引物（巢式 PCR）	250μL	巢式 PCR
Primer R2	下游引物（巢式 PCR）	250μL	
Control DNA	对照 DNA	250μL	阳性对照
ddH$_2$O	双纯水	10mL	水补足所需要的体积
DMSO	二甲基亚砜	10mL	增加特异性
产品使用说明书		一份	使用说明

● **操作步骤**

1. DNA 提取

按常规方法提取植物组织中的病原菌 DNA 或土壤中的病原菌 DNA。

2. PCR 反应

根据下表配制反应液：

2×*Taq* master PCR mix	12.5μL
Primer F1	1μL
Primer R1	1μL
DNA 模板	10ng（或 1μL）
DMSO	0.2μL
ddH$_2$O	补齐至 25.0μL

3. PCR 程序

94℃预变性 3min，94℃变性 30s，58℃退火 30s，72℃延伸 30s，35 个循环，72℃延

伸 10min。

4. 所得产物可直接用于普通琼脂糖凝胶电泳观察检测结果或冻存于－20℃保存备用。

5. 如果步骤 4 中没有观测到特异的 DNA 条带，则进行巢式 PCR 操作。

根据下表配制反应液：

2×*Taq* master PCR mix	12.5μL
Primer F2	1μL
Primer R2	1μL
DNA 模板	10ng（或 1μL）
DMSO	0.2μL
ddH$_2$O	补齐至 25.0μL

巢式 PCR 程序如步骤 3。

6. 步骤 5 所得产物可直接用于普通琼脂糖凝胶电泳观察检测结果。

● **注意事项**

1. 开始检测前请仔细阅读本说明书全文。

2. 试剂盒组成中的试剂使用前应充分融化并混匀。

3. PCR mix、引物等避免反复冻融。

4. －20℃冻存，有效期 12 个月。

米尔顿姬小蜂 PCR 快速检测试剂盒简介

● **产品说明**

　　本试剂盒适用于对进境水果或果园中米尔顿姬小蜂进行 PCR 检测。本试剂盒快速提取昆虫总 DNA，然后用普通 PCR 反应进行扩增检测。本试剂盒使用方便、快捷，可用于米尔顿姬小蜂检测等分子生物学实验。

● **试剂盒组成**

产品组成（50 次包装）

产品组成		体积	用途
溶液Ⅰ	10×PCR 反应缓冲液（含 MgCl₂）	250μL	
溶液Ⅱ	dNTPs（10mmol/L each）	200μL	
溶液Ⅲ	*Taq* 酶（5U/μL）	20μL	PCR 扩增
引物 1	上游引物	100μL	
引物 2	下游引物	100μL	
阳性对照	米尔顿姬小蜂 DNA 冻干粉末	一团	
阴性对照	刺桐姬小蜂 DNA 冻干粉末	一团	
产品说明书		一份	使用说明

● **操作步骤**

　　1. 实验前的准备及标本的前处理

　　（1）准备 65℃水浴，并把灭菌蒸馏水（ddH₂O）加热至 65℃。

　　（2）从 100%乙醇中挑取 10 头米尔顿姬小蜂标本，放于高压灭菌过的滤纸上，吸去乙醇，使标本充分干燥。

　　2. 总 DNA 的提取

　　参照 Universal Genomic DNA Extraction Kit Ver. 3.0 试剂盒法，并做适当如下改进：

　　（1）将 10 头米尔顿姬小蜂放入高压灭菌过的研钵中，向研钵中加入 500μL 的 Solution A 和 1.0μL 的 RNase A1，用力碾磨 30s，将匀浆收集至 Collection Tube 中；

　　（2）加入 200μL 的 Solution A 将研钵及研钵棒的匀浆冲入 Collection Tube 中，65℃保温 5～10min；

　　（3）向 Collection Tube 中加入 400μL 的 Solution B，振荡混合（振荡器）；再加入 1mL 4℃预冷的 Solution C，充分混匀后，12 000r/min 离心 2min；

　　（4）弃去上层的有机相，再加入 1mL 4℃预冷的 Solution C，充分混匀后，12 000r/min 离心 2min；

　　（5）弃去上层的有机相，然后将水相溶液（无色下层）转移到置于 Collection Tube 上的 Filter Cup 中，12 000r/min 离心 1min；

　　（6）弃 Filter Cup，在滤液中加入 400μL 的 DB Buffer，混合均匀；

　　（7）将试剂盒中的 Spin Column 安置于 Collection Tube 上，将上述操作 6 混合溶液转移至 Spin Column 中，12 000r/min 离心 1min，弃滤液；

（8）将 $500\mu L$ 的 Rinse A 加入至 Spin Column 中，12 000r/min 离心 30s，弃滤液；

（9）将 $700\mu L$ 的 Rinse B 加入至 Spin Column 中，12 000r/min 离心 30s，弃滤液；

（10）重复操作步骤（9）；

（11）将 Spin Column 安置于新的 1.5mL 的离心管上，在 Spin Column 膜的中央处加入 $50\mu L$ 65℃灭菌蒸馏水，室温静置 1min；

（12）12 000r/min 离心 1min 洗脱 DNA，直接用于 PCR 反应。或将提取好的 DNA 放于−20℃保存，以便以后使用。

3. PCR 反应

（1）根据下表配制反应液。

溶液Ⅰ	$10\times Taq$ Buffer（含 $MgCl_2$）	$2.5\mu L$
溶液Ⅱ	dNTPs（10mmol/L）	$2\mu L$
溶液Ⅲ	Taq 酶	$0.2\mu L$
引物 1	上游引物	$1.5\mu L$
引物 2	下游引物	$1.5\mu L$
	DNA 模板	$4\mu L$
	ddH_2O	补齐至 $25\mu L$

（2）将阴性对照、阳性对照冻干粉末加 $100\mu L$ 水稀释。

4. PCR 程序

95℃	3min	
94℃	45s	
58℃	1min	35 个循环
72℃	1min	
72℃	7min	

5. 所得产物可直接用于普通琼脂糖凝胶电泳或冻存于−20℃保存。

● **注意事项**

1. 开始检测前请仔细阅读本说明书全文。

2. 本试剂盒不包含检测过程中所需要的常规试剂，如超纯水、乙醇、氯仿等。

3. 试剂盒组成中的试剂使用前应充分融化并混匀。

4. PCR 反应溶液、引物等避免反复冻融。

5. −20℃冻存，有效期 6 个月。

附录2
入境台湾果蔬主要病虫快速检测发明专利简介

发明名称：杨桃细菌性斑点病原细菌分子检测引物及其检测方法

发 明 人：陈庆河、翁启勇、林静、李本金、兰成忠

专 利 号：ZL201010275167.0

专利简介：本发明公开了一种杨桃细菌性斑点病原细菌分子检测引物及其检测方法，专用于杨桃细菌性斑点病菌特异分子检测。设计了一对杨桃细菌性斑点病菌的特异引物（上游引物 PSaveF：5′-CTTATCGACGACTCAGCTGCG -3′；下游引物 PSaveR：5′-TCATGCGTTGATCGTCAGGATC-3′），经过 PCR 扩增和琼脂糖凝胶电泳，可在杨桃细菌性斑点病菌纯 DNA、带菌的发病组织上特异性地扩增出片段长度为 373bp 的特异扩增产物。所发明的特异分子检测引物及其用法可被用于生产实践中杨桃细菌性斑点病菌感染的植物组织的快速、灵敏、特异的检测，同时可用于田间病害的早期诊断和病菌的监测和鉴定，为杨桃细菌性斑点病菌引起的病害的防治提供可靠的技术和理论依据。

发明名称：香蕉枯萎病菌分子检测基因及其检测方法

发 明 人：陈庆河、翁启勇、赵健、李本金、兰成忠、邱荣洲、吕新

专 利 号：ZL200610135361.2

专利简介：本发明公开了一种香蕉枯萎病菌分子检测基因及其检测方法，专用于香蕉枯萎病高灵敏度快速分子检测。检测基因为香蕉枯萎病菌特异的 404bp 序列，在 GenBank 数据库中未发现同源序列。设计了一对引物 FOC-F/FOC-R，其在香蕉枯萎病菌纯 DNA、带菌的发病组织及土壤上特异性地扩增出 364bp 的特异扩增产物。所发明的检测基因及引物可被用于生产实践中香蕉发病组织和土壤中香蕉枯萎病菌快速、灵敏、特异的检测，同时可用于田间香蕉枯萎病的早期诊断和病菌的监测和鉴定。

发明名称：一种番石榴焦腐病菌分子检测引物及其检测方法

发 明 人：陈庆河、翁启勇、高新明、李本金、兰成忠

专 利 号：ZL201010169775.3

专利简介：本发明公开了一种番石榴焦腐病菌分子检测引物及其检测方法，专用于番石榴焦腐病特异分子检测。设计了一对番石榴焦腐病菌的特异引物（上游引物 BF1：5′-TCCGGCCGCCAAAGGACC-3′和下游引物 BR1：5′-TCTTTGAGGCGCGTCCGCA-3′），经过 PCR 扩增和琼脂糖凝胶电泳，可在番石榴焦腐病菌纯 DNA、带菌的发病组织中特异性地扩增出片段长度为 287bp 的特异扩增产物。所发明的特异分子检测引物及其用法可被用于生产实践中焦腐病菌感染的植物组织中焦腐病菌快速、灵敏、特异的检测，同时可用于田间病害的早期诊断和病菌的监测和鉴定，为番石榴焦腐病菌引起的病害的防治提供

可靠的技术和理论依据。

发明名称： 辣椒疫病菌分子检测引物及其应用

发 明 人： 陈庆河、翁启勇、兰成忠、李本金、赵健

专 利 号： ZL200810072437.0

专利简介： 本发明提供一种辣椒疫病菌分子检测引物及其应用，该特异引物上游引物PCA1F：5′-GTATAGCAGAGGTTTAGTGAA-3′；下游引物 PCA2R：5′-ACTGAAGTTCTGCGTGCGTT-3′。经过 PCR 扩增和琼脂糖凝胶电泳，可在辣椒疫病菌纯 DNA、带菌的发病组织及土壤上特异性地扩增出片段长度为 364bp 的特异扩增产物。本发明的特异分子检测引物及其用法可被用于生产实践中辣椒疫病菌感染的植物组织和土壤中辣椒疫病菌快速、灵敏、特异的检测，同时可用于田间病害的早期诊断和病菌的监测和鉴定，为辣椒疫病菌引起的病害的防治提供可靠的技术和理论依据。

发明名称： 一种辣椒疫霉菌 LAMP 引物及其快速检测方法

发 明 人： 刘裴清、陈庆河、李本金、董中美、尹容美、翁启勇

专 利 号： ZL201310432567.1

专利简介： 本发明公开了一种辣椒疫霉菌 LAMP 引物及其快速检测方法，专用于辣椒疫霉菌特异检测。主要设计了一种辣椒疫霉菌的 LAMP 引物（F3、B3，FIP、BIP），采用该引物进行恒温扩增和加入 50μmol/L Calcein-500μmol/L $MnCl_2$ 显色剂显色或琼脂糖凝胶电泳检测，可观察到绿色荧光或出现 LAMP 特征性的梯形带。本发明可被用于生产实践中辣椒疫霉菌感染的植株和土壤中辣椒疫霉菌快速、灵敏、准确的检测，同时可用于田间病害的早期诊断和病菌的监测和鉴定，为辣椒疫霉菌引起的病害的防治提供可靠的技术和理论依据。

发明名称： 一种米尔顿姬小蜂分子检测引物、检测方法及其应用

发 明 人： 黄蓬英、廖富荣、林石明

专 利 号： ZL201110087094.3

专利简介： 本发明公开了一种米尔顿姬小蜂分子检测引物、检测方法及其应用，所述米尔顿姬小蜂分子检测引物的 DNA 序列为上游引物（MITS2F）：5′-TCGGAAGTGTCAATAGGCG-3′；下游引物（MITS2R）：5′-TCCATCTCGCATTACCCTC-3′。本发明方法结果可靠、易于操作、特异性强、灵敏度高，可用于米尔顿姬小蜂高灵敏度快速分子检测，为进出口安全提供了保证。

图书在版编目（CIP）数据

入境台湾果蔬病虫快速检测/翁启勇，陈庆河，
尤民生主编．—北京：中国农业出版社，2015.12
（入境台湾果蔬危险性有害生物防控丛书）
ISBN 978-7-109-21251-0

Ⅰ.①入⋯　Ⅱ.①翁⋯②陈⋯③尤⋯　Ⅲ.①水果—
病虫害—出入境管理—台湾省②蔬菜—病虫害—出入境管
理—台湾省　Ⅳ.①R185.3②S412

中国版本图书馆 CIP 数据核字（2015）第 286127 号

中国农业出版社出版
（北京市朝阳区麦子店街 18 号楼）
（邮政编码 100125）
责任编辑　阎莎莎　张洪光

中国农业出版社印刷厂印刷　新华书店北京发行所发行
2016 年 1 月第 1 版　2016 年 1 月北京第 1 次印刷

开本：787mm×1092mm 1/16　印张：10　插页：5
字数：226 千字
定价：60.00 元
（凡本版图书出现印刷、装订错误，请向出版社发行部调换）

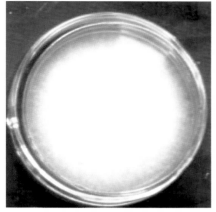

图2-1　菌落形态

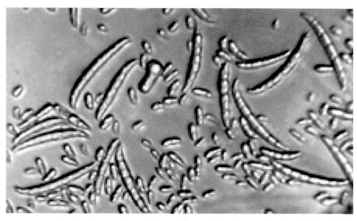

图2-2　孢子形态

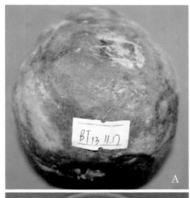

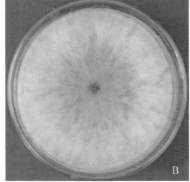

图3-1　番石榴焦腐病果实症状及
病菌形态特征
A.果实症状　B.菌落形态

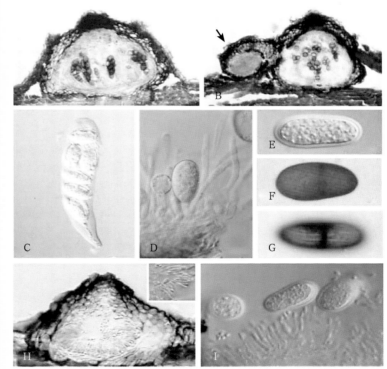

图3-2　病原菌形态
A.田间树皮上形成的子囊壳　B.子囊壳与其精子器(箭头处)于田间树皮上
C.子囊及子囊孢子　D～G.子囊孢子单胞菌落产生的分生孢子及其侧丝
H.田间树皮上产生的精子器及精子　I.分生孢子及精子

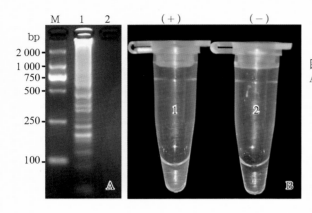

图3-6　番石榴焦腐病菌LAMP检测
A.扩增后电泳检测结果　B.染料检测结果

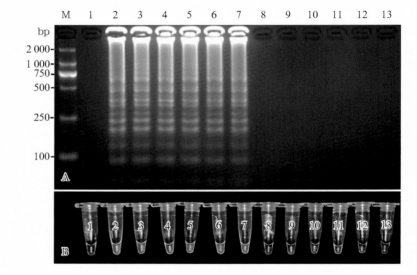

图3-7　番石榴焦腐病菌LAMP
　　　检测实例
A.扩增后电泳检测结果
B.染料检测结果

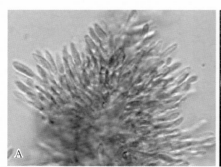
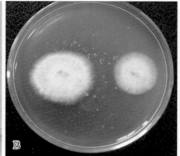
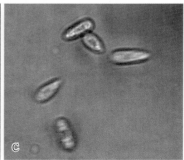

图4-1　胶孢炭疽菌形态
A.病果上挑取的分生孢子团　B.人工培养基的菌落　C.病组织产生的孢子

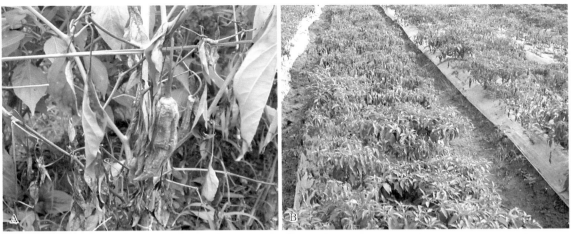

图5-1　辣椒疫病田间发病症状
A.单株症状　B.田间发病和未发病的辣椒对比

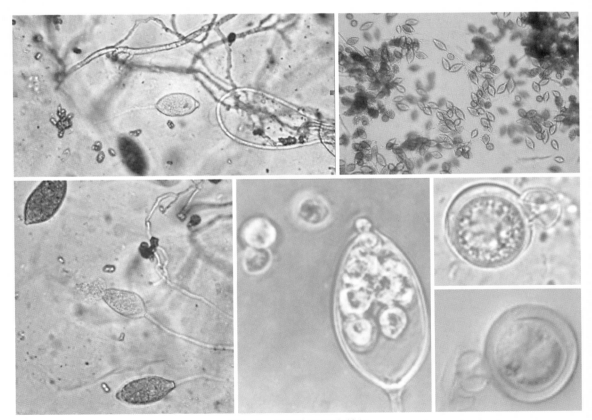

图5-2　辣椒疫霉形态特征

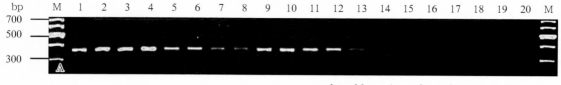

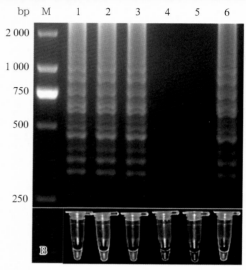

图5-3　辣椒疫霉PCR和LAMP检测特异性

A.引物PCIF／PC2R扩增后检测结果　B.LAMP检测显色结果

注：A中M为marker，泳道1～13为辣椒疫霉，泳道14～19分别为*P.sojae*、*P.parasitica*、*P.infestans*、*P.cactorum*、*P.drechsleri*、*P.boehmeriae*，泳道20为阴性对照；B中M为marker，泳道1、2、3、6为辣椒疫霉，泳道4为其他卵菌和真菌，泳道5为阴性对照。

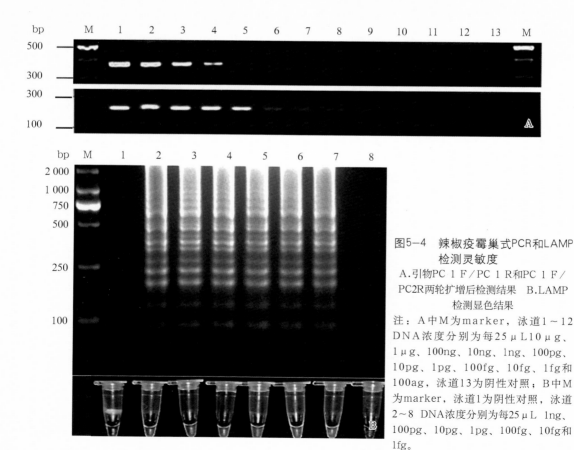

图5-4　辣椒疫霉巢式PCR和LAMP
检测灵敏度

A.引物PC 1 F／PC 1 R和PC 1 F／
PC2R两轮扩增后检测结果　B.LAMP
检测显色结果

注：A中M为marker，泳道1～12
DNA浓度分别为每25μL10μg、
1μg、100ng、10ng、1ng、100pg、
10pg、1pg、100fg、10fg、1fg和
100ag，泳道13为阴性对照；B中M
为marker，泳道1为阴性对照，泳道
2～8 DNA浓度分别为每25μL 1ng、
100pg、10pg、1pg、100fg、10fg和
1fg。

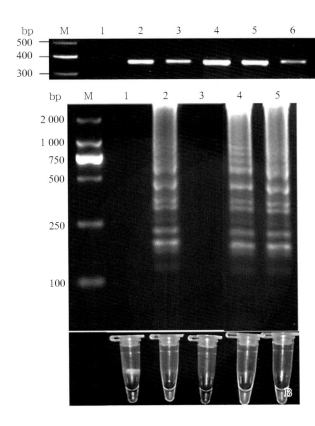

图5-5 发病组织或土壤中辣椒疫霉的检测
　　A．PCR扩增后检测结果　B.LAMP检测显色结果
　　注：A中M为marker，泳道1为阴性对照，泳道
2、3、4为发病组织中提取的DNA，泳道5、6、7为感
病土壤中提取的DNA；B中M为marker，泳道1和3为
阴性对照，泳道2为阳性对照，泳道4和5分别为感病
组织和土壤中提取的DNA。

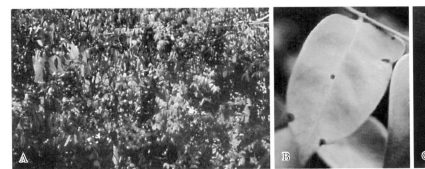

图7-1　杨桃细菌性斑点病症状
A.罹病杨桃叶片黄化，提早落叶　B.罹病叶片病斑为红色斑点，中央暗红色，周围有黄色晕环
C.罹病幼果果实畸形，容易落果（引自彭瑞菊等）

图7-2　不同杨桃细菌性斑点病
　　　菌菌株在KB培养基上
　　　培养24h后电镜扫描图
　　　（引自Wei et al.）
A.菌株HL1　B.菌株PA5
　C.菌株PA5Dflic

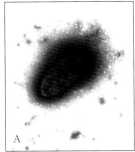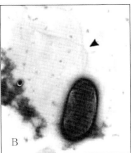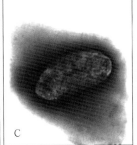

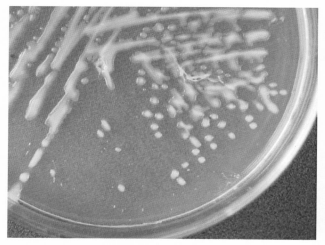

图7-3 杨桃细菌性斑点病菌菌落形态

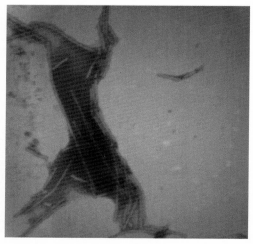

图8-1 黄瓜绿斑驳花叶病毒粒体形态
（100 000×）

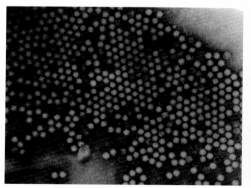

图9-1 ArMV的电镜照片

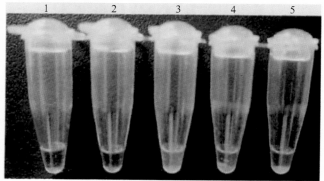

图9-8 ArMV的RT-LAMP目视检测结果
注：1为水，2为阴性对照，3为Ar-D，4为YP，5为Ar-A。

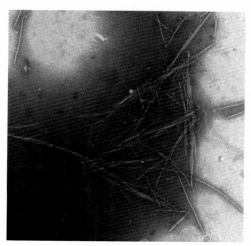

图10-1 PRSV的电镜照片（20 000×）

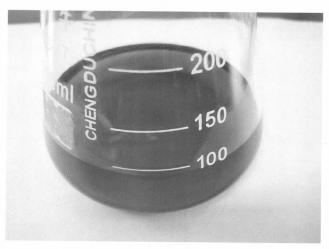

图10-4 制备的胶体金溶液

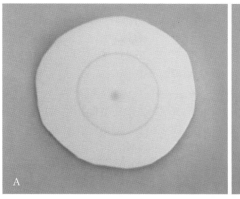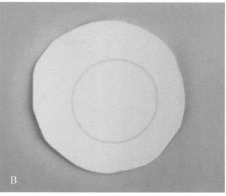

图10-7　胶体金标记抗体斑点免疫金渗滤结果
A.以提纯PRSV为包被抗原　B.以PBS为对照

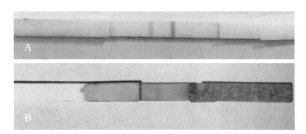

图10-9　试纸条对番木瓜样品的检测结果
A.感染PRSV的番木瓜叶片　B.健康番木瓜叶片

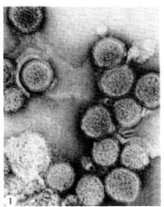

图11-1　TSWV的电镜照片

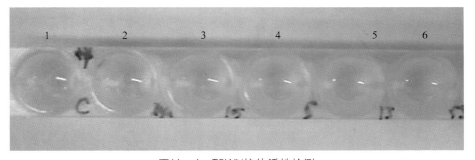

图11-4　TSWV抗体活性检测
注：1号孔为空白对照，2号孔为包被抗体，3号孔为TSWV-0105，4号孔为TSWV-0580，
5号孔为TSWV-0105与胶体金的结合物，6号孔为TSWV-0580与胶体金的结合物。

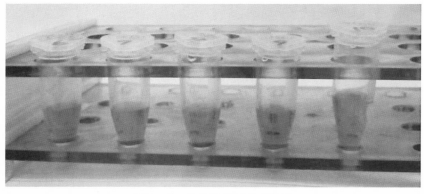

图11-5　抗体稀释最佳pH试验

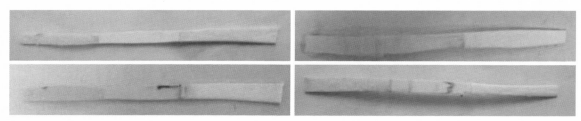

图11-6　TSWV试纸条研制

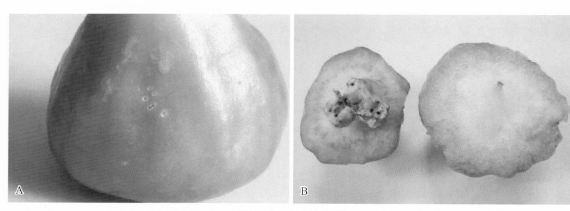

图12-1　为害莲雾状
A.莲雾表面针状孔　B.左为被害果，右为正常果

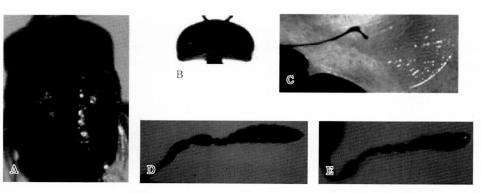

图12-2　米尔顿姬小蜂形态特征
A.胸部　B.头部　C.前翅　D.雄虫触角　E.雌虫触角　F.雌成虫

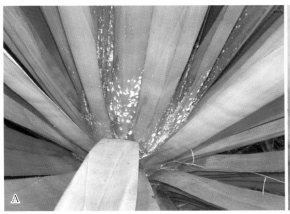 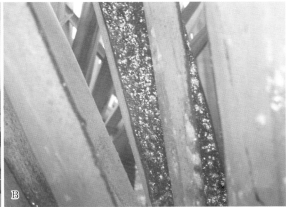

图13-1　新菠萝灰粉蚧为害状
A.为害叶基部　B.为害引起煤烟病

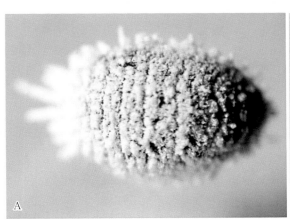 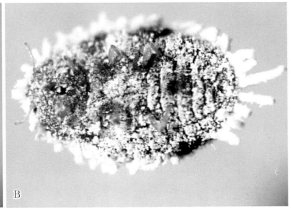

图13-2　新菠萝灰粉蚧雌成虫
A.雌成虫背面　B.雌成虫腹面

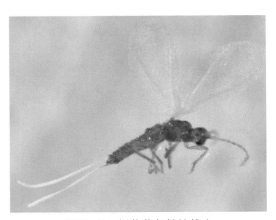 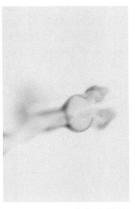 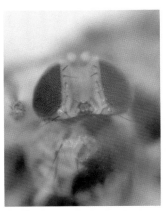

图13-3　新菠萝灰粉蚧雄虫　　图14-1　三叶草斑潜蝇　　图14-2　三叶草斑潜蝇头部
端阳体　　　　　　（示顶鬃着生于黄色区域）

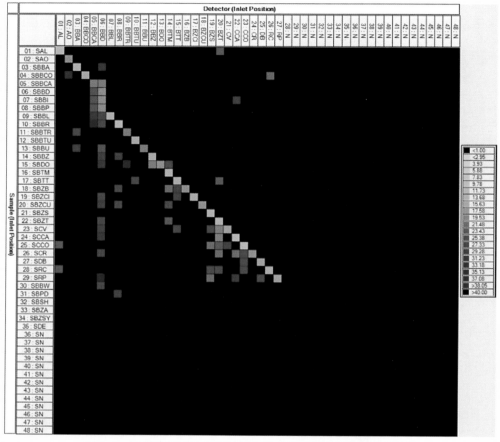

图15-3 27种实蝇引物和探针组合集成流路芯片特异性检测结果

注：Detector 01~27分别为：墨西哥按实蝇引物和探针、西印度按实蝇引物和探针、蒲桃果实蝇引物和探针、番石榴果实蝇引物和探针、杨桃果实蝇引物和探针、橘小实蝇引物和探针、辣椒果实蝇引物和探针、锈红果实蝇引物和探针、昆士兰果实蝇引物和探针、短尾果实蝇引物和探针、面包果实蝇引物和探针、桃果实蝇引物和探针、油橄榄果实蝇引物和探针、橘大实蝇引物和探针、蜜柑大实蝇引物和探针、葫瓜实蝇引物和探针、两带果实蝇引物和探针、瓜实蝇引物和探针、宽带果实蝇引物和探针、南亚果实蝇引物和探针、枣实蝇引物和探针、地中海实蝇引物和探针、芒果小条实蝇引物和探针、纳塔耳小条实蝇引物和探针、葫芦寡鬃实蝇引物和探针、樱桃绕实蝇引物和探针、苹绕实蝇引物和探针；Detector 28~48均为ddH₂O；Sample 01~35分别为：墨西哥按实蝇、西印度按实蝇、蒲桃果实蝇、番石榴果实蝇、杨桃果实蝇、橘小实蝇、入侵果实蝇、木瓜果实蝇、辣椒果实蝇、锈红果实蝇、昆士兰果实蝇、短尾果实蝇、面包果实蝇、桃果实蝇、油橄榄果实蝇、橘大实蝇、蜜柑大实蝇、葫瓜实蝇、两带果实蝇、瓜实蝇、宽带果实蝇、南亚果实蝇、枣实蝇、地中海实蝇、芒果小条实蝇、纳塔耳小条实蝇、葫芦寡鬃双十一、樱桃绕实蝇、苹绕实蝇、五指山果实蝇、异颜果实蝇、何氏华实蝇、深黑颜果实蝇、中达果实蝇、D. eclipsis；Sample 36~48均为ddH₂O。